専門医が図解する

快速まるわかり

腰・ひざの痛みを解消する

監修 柳本 繁
東京都済生会中央病院
整形外科部長

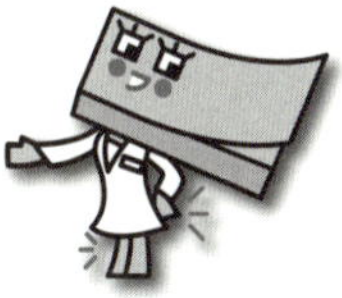

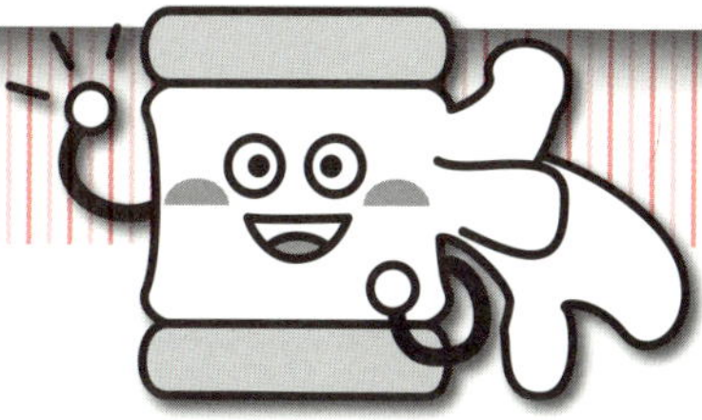

法研

痛みを解消し、快適にすごすために

日本人の約８割が、一生に一度は“腰痛”に悩まされるといわれています。同じように“ひざの痛み”も、加齢にしたがって訴える人が増加しています。日本人の平均寿命が飛躍的に伸びた現在、腰痛・ひざ痛は、国民病といっても差し支《つか》えないほどポピュラーな疾患《しっかん》になりました。

腰痛・ひざ痛を引き起こす原因の多くは、加齢現象による背骨や関節軟骨の変化です。突然痛みが発症したかにみえても、そこには日常の姿勢や生活動作など、長年積み重ねてきたくせや体質などが深くかかわっています。

その他の原因としては成長期の障害、事故やスポーツによる急性障害などもあります。また、腰痛にはストレスや悩みなどの精神的な要因が関与するケースや、内臓器官に関係したものもあります。

腰痛・ひざ痛が生じた場合は、通常「整形外科」を受診し、症状に応じて最適な薬物療法や手術、理学療法を受けることになります。しかし、痛みの背景にはさまざまな原因があるわけですから、根本から改善するためには、種々の治療のみならず、日常的な自己管理も必要になってきます。

腰やひざは、体重を支える大切な部位です。負荷（体重）を受けつつの治療には、かなり時間がかかります。命にかかわる病気ではありませんが、だからといって放置して自己管理を怠《おこた》ると、将来的に骨や関節の変形が進んで、さらに日常生活に支障をきたすことも十分にあり得るのです。

なるべく早い段階で適切な診断を受け、納得のいく治療法を選択するためにも、患者さん自身が病気についての知識を得て、理解することは欠かせません。また誰しも加齢現象は避けられませんが、日常の自己管理によって病気を上手にコントロールし、進行と症状をおさえることは可能です。

本書はこのような主旨にそって、腰痛やひざ痛のメカニズム、発症しやすい疾患の症状と診断法、さらに手術を含めた最新の治療法、日常生活を送る上での工夫などを図解入りでわかりやすくまとめました。腰やひざの痛みを抱えるみなさまの手引きになれば幸いです。

2012 年 7 月

東京都済生会中央病院 整形外科部長　**柳本 繁**

本書の使い方

本書は以下のような特長を備えています。
知りたいこと・知りたい場所に応じてご活用ください。

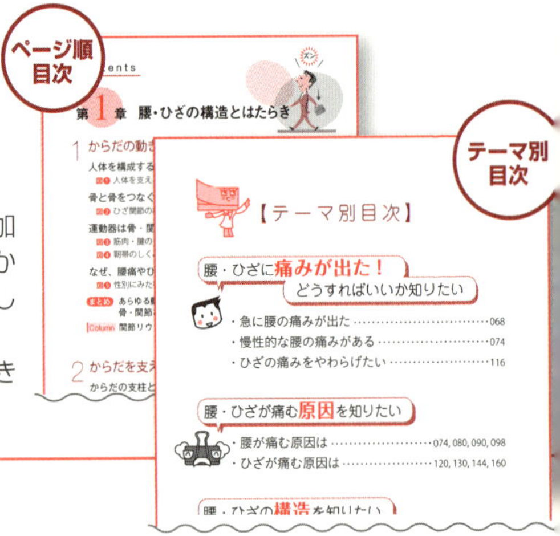
ページ順目次

第1章 腰・ひざの構造とはたらき

テーマ別目次

【テーマ別目次】

腰・ひざに**痛みが出た！** どうすればいいか知りたい

- 急に腰の痛みが出た……068
- 慢性的な腰の痛みがある……074
- ひざの痛みをやわらげたい……116

腰・ひざが痛む**原因**を知りたい

- 腰が痛む原因は……074, 080, 090, 098
- ひざが痛む原因は……120, 130, 144, 160

1 目次は2通り

通常の「ページ順目次」に加え、知りたいことがすぐわかる「テーマ別目次」を完備しました。
疑問を素早く解消したいときご利用ください

2 重要箇所《かしょ》にはアンダーライン

解説部分のポイントにはアンダーラインが引かれています。ラインを追っていくだけで内容が理解できます

3 リンク画像へのジャンプ

アンダーラインのリンクから必要な図版へジャンプすることも可能です

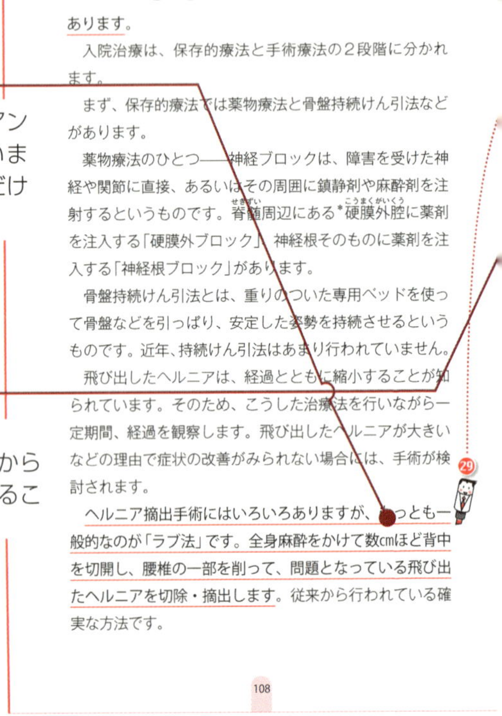
あります。

入院治療は、保存的療法と手術療法の２段階に分かれます。

まず、保存的療法では薬物療法と骨盤持続けん引法などがあります。

薬物療法のひとつ――神経ブロックは、障害を受けた神経や関節に直接、あるいはその周囲に鎮静剤や麻酔剤を注射するというものです。脊髄《せきずい》周辺にある*硬膜外腔《こうまくがいくう》に薬剤を注入する「硬膜外ブロック」、神経根そのものに薬剤を注入する「神経根ブロック」があります。

骨盤持続けん引法とは、重りのついた専用ベッドを使って骨盤などを引っぱり、安定した姿勢を持続させるというものです。近年、持続けん引法はあまり行われていません。

飛び出したヘルニアは、経過とともに縮小することが知られています。そのため、こうした治療法を行いながら一定期間、経過を観察します。飛び出したヘルニアが大きいなどの理由で症状の改善がみられない場合には、手術が検討されます。

ヘルニア摘出手術にはいろいろありますが、もっとも一般的なのが「ラブ法」です。全身麻酔をかけて数cmほど背中を切開し、腰椎の一部を削って、問題となっている飛び出たヘルニアを切除・摘出します。従来から行われている確実な方法です。

29

108

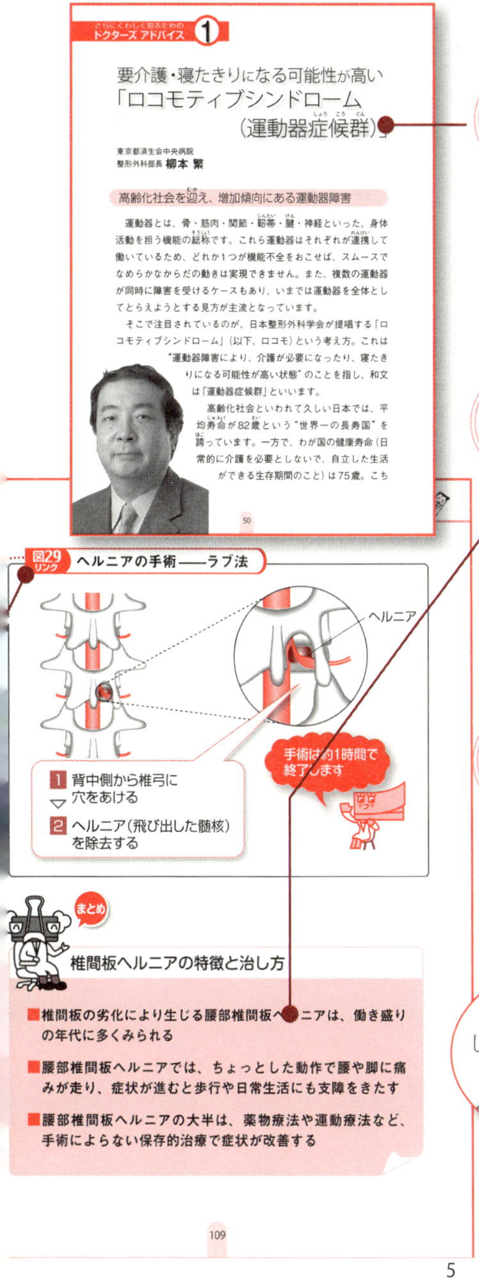
さらにくわしく知るための
ドクターズ アドバイス ①

要介護・寝たきりになる可能性が高い
「ロコモティブシンドローム
（運動器症《しょう》候《こう》群《ぐん》）」

東京都済生会中央病院
整形外科部長 柳本 繁

高齢化社会を迎《むか》え、増加傾向にある運動器障害

運動器とは、骨・筋肉・関節・靭帯《じんたい》・腱《けん》・神経といった、身体活動を担う機能の総称《そうしょう》です。これら運動器はそれぞれが連携《れんけい》して働いているため、どれか1つが機能不全をおこせば、スムースでなめらかなからだの動きは実現できません。また、複数の運動器が同時に障害を受けるケースもあり、いまでは運動器を全体としてとらえようとする見方が主流となっています。

そこで注目されているのが、日本整形外科学会が提唱する「ロコモティブシンドローム」（以下、ロコモ）という考え方。これは"運動器障害により、介護が必要になったり、寝たきりになる可能性が高い状態"のことを指し、和文は「運動器症候群」といいます。

高齢化社会といわれて久しい日本では、平均寿命《じゅみょう》が82歳《さい》という"世界一の長寿国"を誇《ほこ》っています。一方で、わが国の健康寿命（日常的に介護を必要としないで、自立した生活ができる生存期間のこと）は75歳。こち

50

図29 リンク ヘルニアの手術——ラブ法

ヘルニア
1 背中側から椎弓に穴をあける
2 ヘルニア（飛び出した髄核）を除去する
手術は約1時間で終了します

まとめ

椎間板ヘルニアの特徴と治し方

■椎間板の劣化により生じる腰部椎間板ヘルニアは、働き盛りの年代に多くみられる

■腰部椎間板ヘルニアでは、ちょっとした動作で腰や脚に痛みが走り、症状が進むと歩行や日常生活にも支障をきたす

■腰部椎間板ヘルニアの大半は、薬物療法や運動療法など、手術によらない保存的治療で症状が改善する

109

4 理解を助けるドクターズ アドバイス

さらに内容を深めたいテーマは、ドクターズ アドバイスで解説。得難い情報をフォローします

5 内容を要約した「まとめ」

各ブロックの最後には内容を要約した「まとめ」を付帯。「まとめ」を通読するだけでも、本全体が理解できます

6 難しい言葉をていねいに解説

＊マークがついた言葉は、巻末の用語解説で説明。読み進める参考にしてください

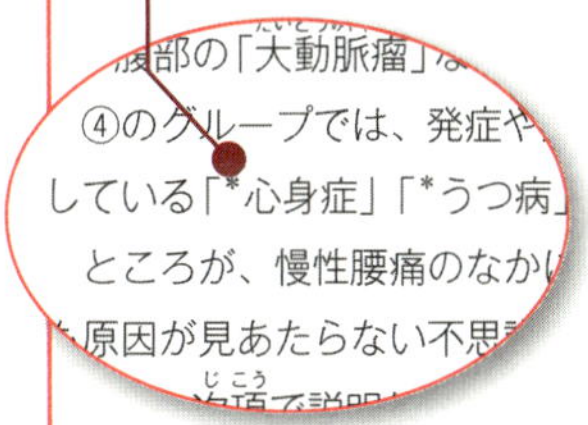

腹部の「大動脈瘤」な
④のグループでは、発症や
している「*心身症」「*うつ病」
ところが、慢性腰痛のなか
原因が見あたらない不思
次項《じこう》で説明

Contents

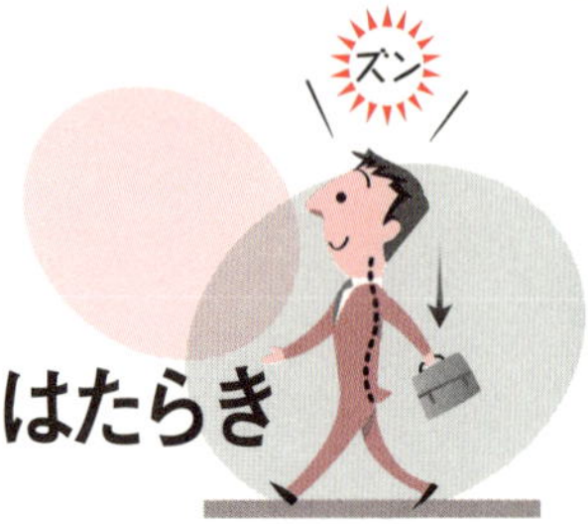

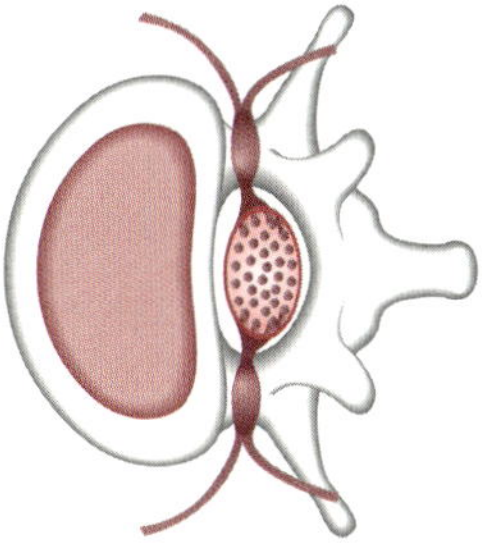

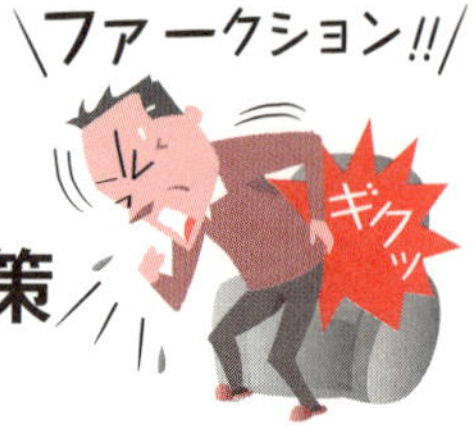

第2章 腰痛、その原因と対策

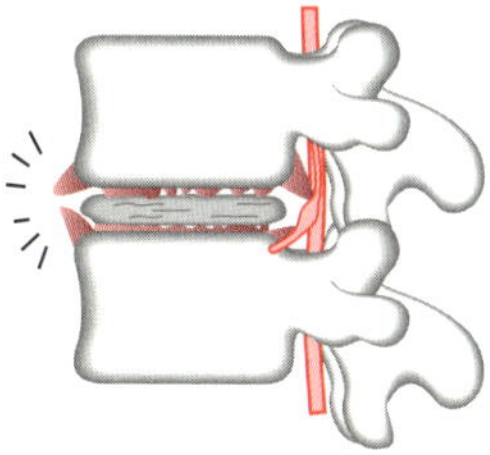

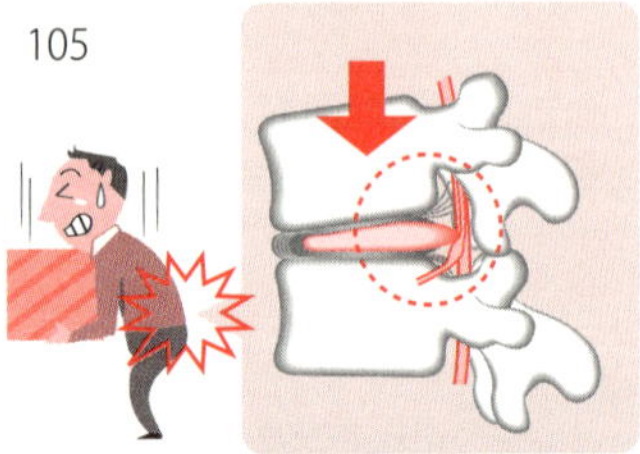

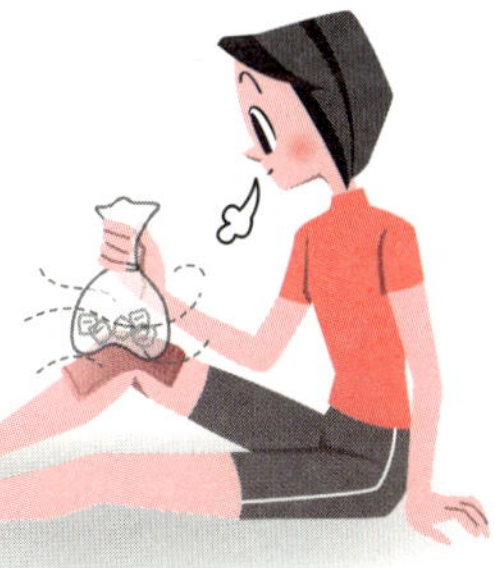

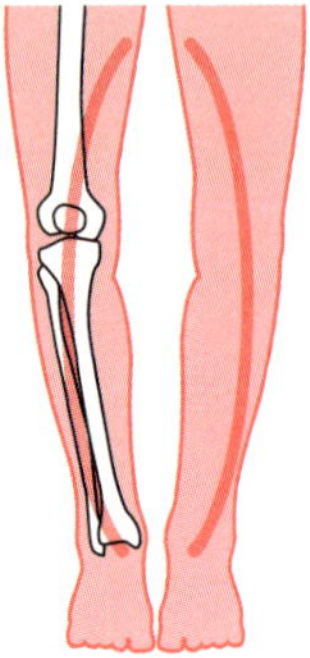

3 ひざ痛の原因でもっとも多い「変形性膝関節症」

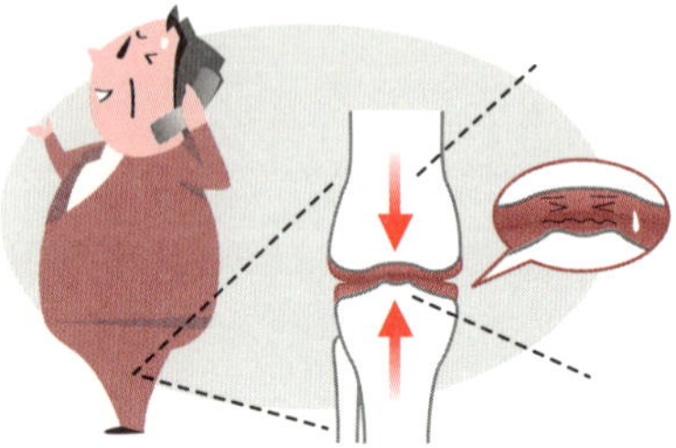

第4章 腰・ひざを守る暮らし方と痛みに負けないからだづくり

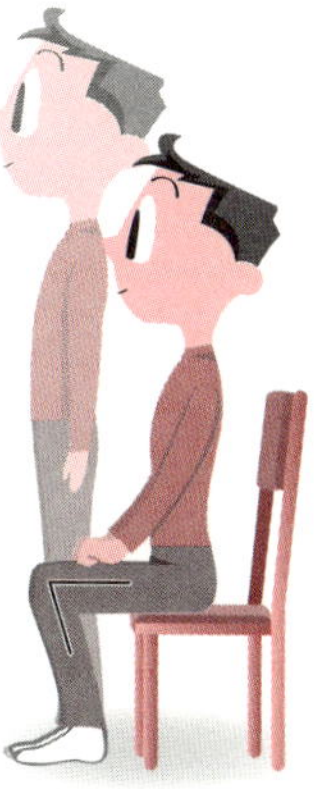

本文中に＊マークがふってあります。
本文を読み進むうえで、参考にしてください。

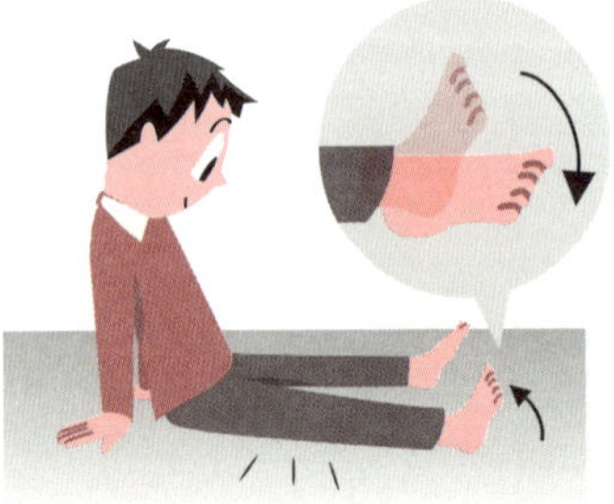

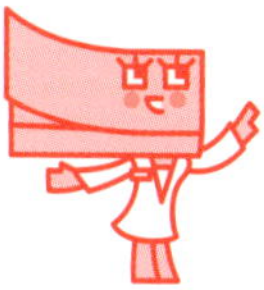

【テーマ別目次】

腰・ひざに痛みが出た！ どうすればいいか知りたい

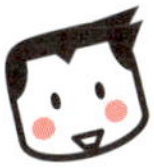

腰・ひざが痛む原因を知りたい

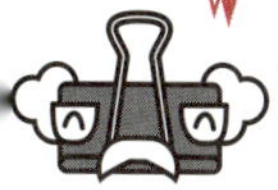

腰・ひざの構造を知りたい

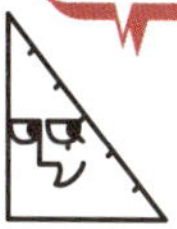

腰痛の治療法を知りたい

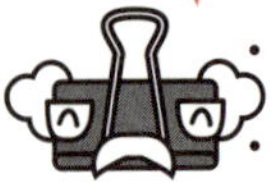

ひざ痛の治療法を知りたい

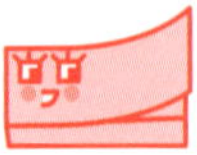

痛みをやわらげる生活上の注意点を知りたい

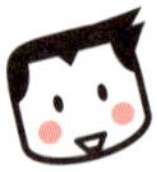

装丁　石原 雅彦

本文イラスト　赤川 ちかこ・井上 秀一

本文デザイン・DTP　㈱イオック

編集協力　アーバンサンタ クリエイティブ
野崎 陽子

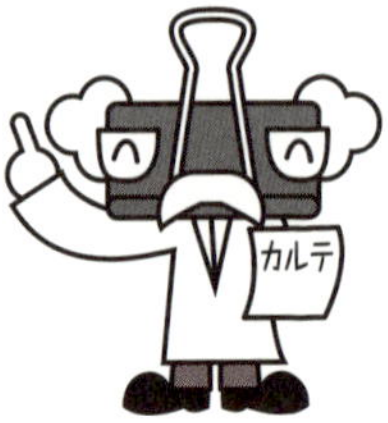

第1章

腰・ひざの構造とはたらき

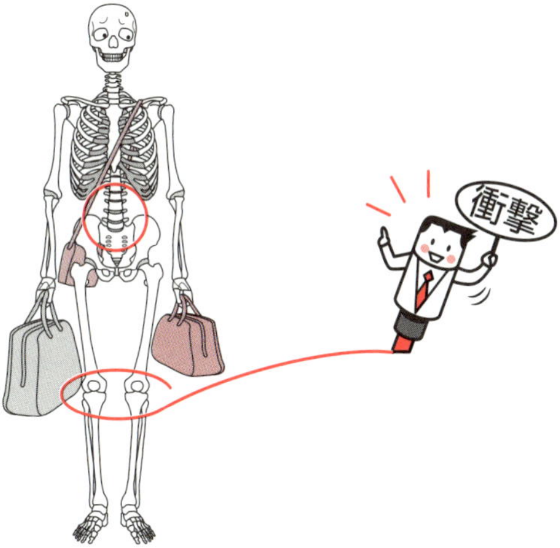

人体の骨格は200以上の骨の連結・組み合わせによって構成され、筋肉や神経などと連係しながら、からだを動かしています。脊柱《せきちゅう》（とくに腰椎《ようつい》）、大《だい》腿骨《たいこつ》とすねの骨をつなぐひざ関節は、体をささえる役割を持っており、衝撃《しょうげき》がかかると、痛みなどの問題が生じやすい部位です。本章では脊柱やひざ関節の構造およびそのはたらきを中心に解説します。

運動器

からだの動きにかかわる「運動器」

腰やひざの痛みは、2足歩行となった人類の宿命ともいえる症状です。腰痛・ひざ痛を克服《こくふく》する第1歩として、まず背骨と関節のしくみと痛みが生じるメカニズムを知りましょう。

人体を構成する骨の種類と機能

私たちのからだには、成人で通常206個前後の骨が存在しています。さまざまな形をしたこれらの骨は、おもに頭部・体幹《たいかん》・上肢《じょうし》・下肢に分類され、からだの支柱、筋肉の作用による関節運動、臓器の保護、ミネラルやエネルギーの貯蔵、血液の生成などさまざまな役割を担っています。

人体を家にたとえると、骨は柱や梁《はり》にあたります。ならば、からだの中心軸である背骨（脊椎《せきつい》）は、いわば大黒柱。重い頭を支える大切な骨です。

腰痛の原因はさまざまですが、もっとも多いのが、この背骨の構造上の異常です。ひと口に背骨といっても、ブロックとしては、首（頸椎《けいつい》）・胸（胸椎《きょうつい》）・腰（腰椎《ようつい》）・仙骨《せんこつ》・尾骨《びこつ》という5つに分けられ、そのうち頸椎から腰椎にかけては、計24個の“椎骨《ついこつ》”という小さな筒状《つつじょう》の骨が縦に連なっていま

図1 リンク 人体を支えるからだの骨組み

全身の骨格

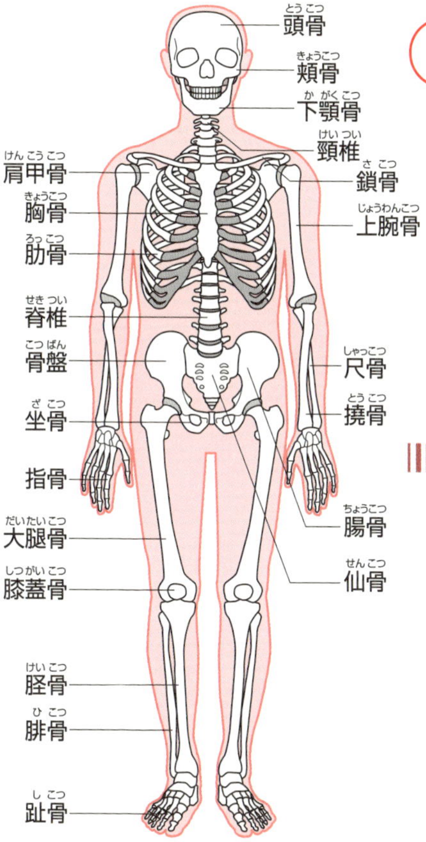
頭骨《とうこつ》
頬骨《きょうこつ》
下顎骨《かがくこつ》
頸椎《けいつい》
肩甲骨《けんこうこつ》
鎖骨《さこつ》
胸骨《きょうこつ》
上腕骨《じょうわんこつ》
肋骨《ろっこつ》
脊椎《せきつい》
骨盤《こつばん》
尺骨《しゃっこつ》
坐骨《ざこつ》
撓骨《とうこつ》
指骨
腸骨《ちょうこつ》
大腿骨《だいたいこつ》
膝蓋骨《しつがいこつ》
仙骨《せんこつ》
脛骨《けいこつ》
腓骨《ひこつ》
趾骨《しこつ》

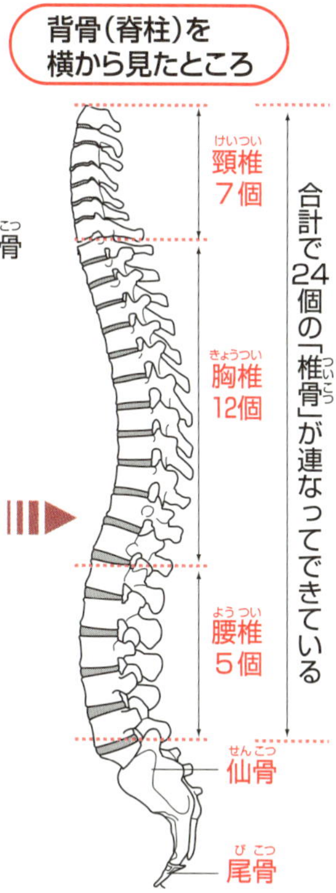
背骨（脊柱）を横から見たところ
頸椎《けいつい》 7個
胸椎《きょうつい》 12個
腰椎《ようつい》 5個
合計で24個の「椎骨《ついこつ》」が連なってできている
仙骨《せんこつ》
尾骨《びこつ》

この椎骨が連なることによって、ひねる、曲げるなどの複雑なからだの動きが可能になります

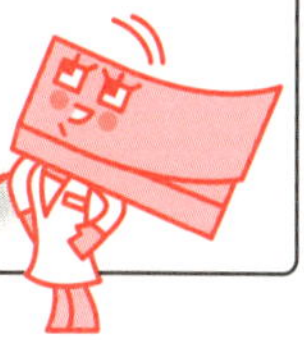

す。これらの椎骨は単体ではほとんど動きませんが、積み重なることで首を回す、からだをひねる、前屈《ぜんくつ》・後屈するといった複雑な動きを可能にしているのです。

骨と骨をつなぐ“関節”の役割

からだの複雑な動きは、筋肉の収縮・弛緩《しかん》に骨が連動しておこりますが、このときに大事な役割を果たすのが関節です。

関節は骨と骨をつなぐ部分を指し、人体のあらゆる場所に存在します。

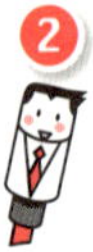

人の動作に深いかかわりを持つ大きな関節には、肩《けん》関節、肘《ちゅう》関節、股関節《こかんせつ》、ひざ関節などがあります。部位によって機能はさまざまですが、基本的にはどの関節も「関節包《ほう》」「関節液」「関節軟骨《なんこつ》」などから構成されています。

関節包とは、骨と骨のつなぎ目全体を包む袋状《ふくろじょう》の組織であり、内側は関節を動かすときの潤滑油《じゅんかつゆ》となる“関節液”で満たされています。

関節軟骨は骨と骨がぶつかり合う衝撃や、すれておこる摩擦《まさつ》を緩和《かんわ》・吸収する保護膜《ほごまく》のようなはたらきをしています。厚さは3～5mmほどで、水、コラーゲン、糖たんぱく質のプロテオグリカンが主成分です。関節軟骨は弾力性《だんりょくせい》

図2 リンク　ひざ関節の構造

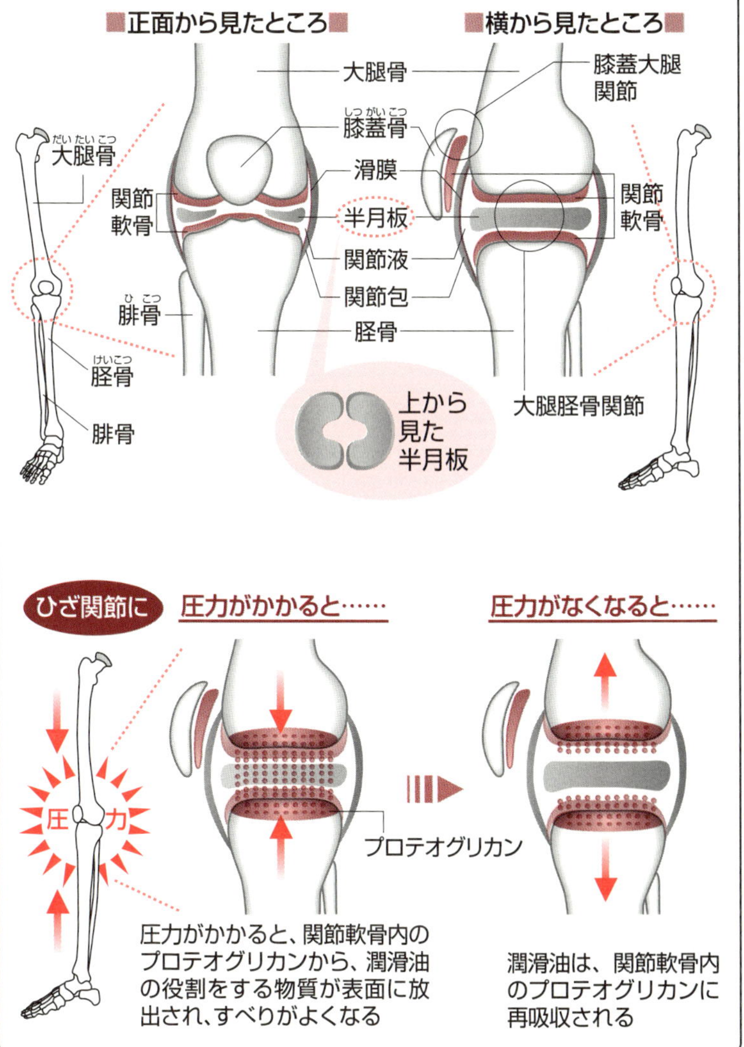
■正面から見たところ■
■横から見たところ■
大腿骨《だいたいこつ》
関節
軟骨
腓骨《ひこつ》
脛骨《けいこつ》
腓骨
大腿骨
膝蓋骨《しつがいこつ》
滑膜
半月板
関節液
関節包
脛骨
膝蓋大腿
関節
関節
軟骨
大腿脛骨関節
上から
見た
半月板
ひざ関節に
圧力がかかると……
圧力がなくなると……
圧
力
プロテオグリカン
圧力がかかると、関節軟骨内のプロテオグリカンから、潤滑油の役割をする物質が表面に放出され、すべりがよくなる
潤滑油は、関節軟骨内のプロテオグリカンに再吸収される

があり、関節に圧力がかかると、プロテオグリカンに含まれていた水分が表面へしみ出し、骨と骨とが擦れあわないように、関節の動きをなめらかにします。そして、関節にかかった圧力がなくなれば、関節液は再び軟骨内のプロテオグリカンに吸収されます。

運動器は骨・関節だけではない～筋肉・腱《けん》・靭帯《じんたい》

身体運動を可能にする器官を運動器といいます。人間を含《ふく》む脊椎《せきつい》動物の運動器には、骨と関節のほかにも筋肉・腱・靭帯などが含まれます。

私たちが、からだを動かす上で、もっとも中心となる運動器は筋肉です。関節は筋肉の動きと連動して動きますが、このとき、筋肉の動きをスムースに骨に伝える役割を担うのが“腱”であり、関節の位置を正常に保つために骨と骨の仲介をしているのが“靭帯”です。筋肉・腱・靭帯の3つの要素のうちどれを欠いても、からだを思いどおりに動かすことはできません。

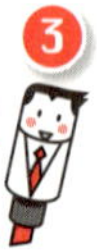

筋肉は、伸縮性《しんしゅくせい》の高い細胞《さいぼう》である「筋細胞(細い線維状の細胞)」と、それを接着する「結合組織」で構成されています。また、種類としては心臓を動かしている「心筋」、消化管をはじめ内臓器官を動かす「平滑筋《へいかつきん》」、骨格を動かす「骨

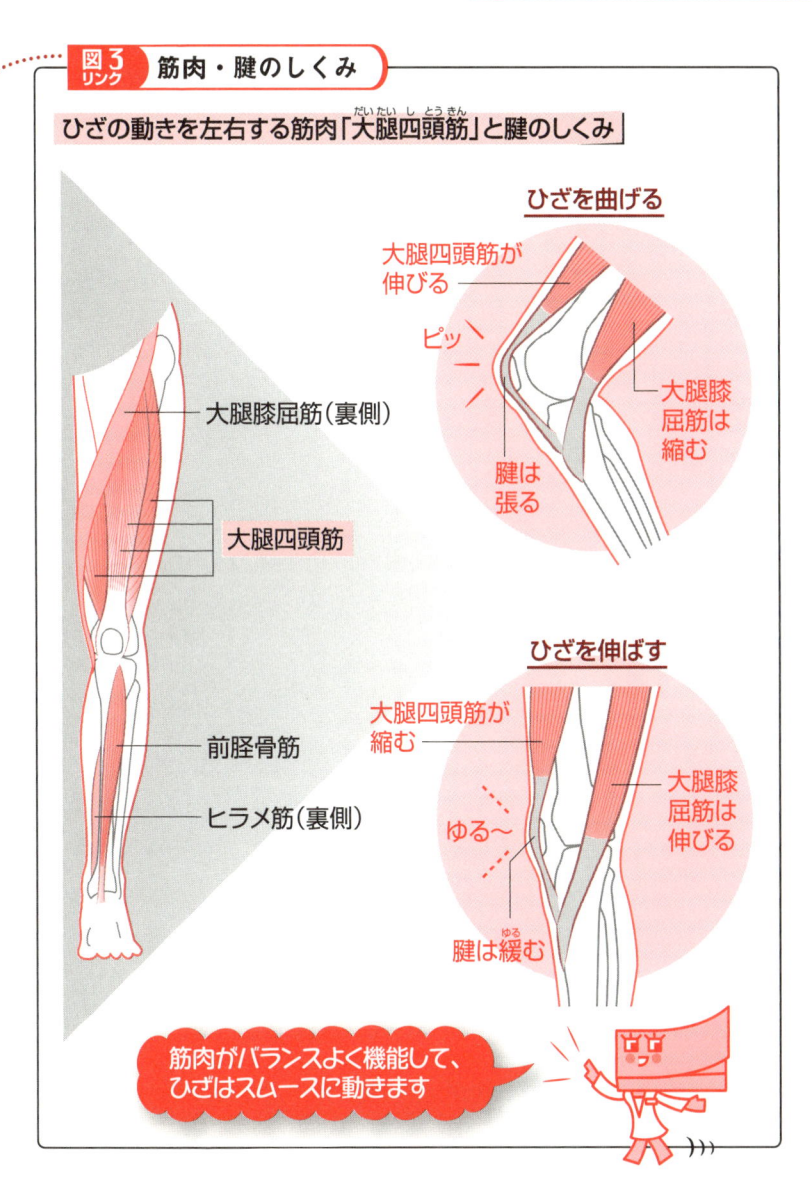

図3 リンク　筋肉・腱のしくみ

ひざの動きを左右する筋肉「大腿四頭筋《だいたいしとうきん》」と腱のしくみ

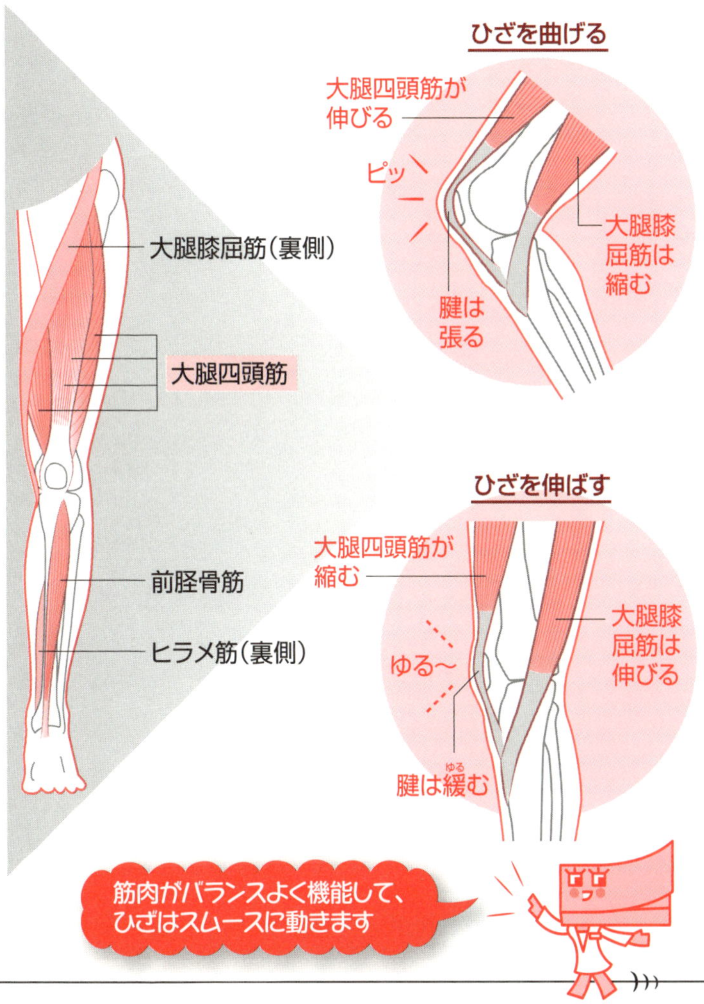

大腿膝屈筋（裏側）
大腿四頭筋
前脛骨筋
ヒラメ筋（裏側）
ひざを曲げる
大腿四頭筋が伸びる
ピッ
大腿膝屈筋は縮む
腱は張る
ひざを伸ばす
大腿四頭筋が縮む
ゆる～
大腿膝屈筋は伸びる
腱は緩《ゆる》む
筋肉がバランスよく機能して、
ひざはスムースに動きます

格筋」の３つに大別されます。
３種類の筋肉のうち、心筋と平滑筋は自分の意思では動かすことのできない“不《ふ》随《ずい》意《い》筋《きん》”ですが、骨格筋は自分の意志で動かすことのできる“随意筋”です。骨格筋が収縮・弛緩をすることで、骨が関節の位置を起点として動かされています。
腱は帯状の結合組織でできています。やわらかい筋肉が硬《かた》い骨に直接結合することができないため、腱が筋肉と骨をつなぎ合わせています。
腱の主成分はコラーゲンです。強固な組織ですが逆に伸縮性がよくないため、無理に引っぱると切れてしまうこともあります。ふくらはぎの筋肉とかかとの骨とを仲介《ちゅうかい》する「アキレス腱」は、よく知られたところでしょう。

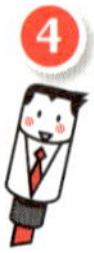

また、腱と同じ結合組織でできている靭帯は、骨と骨とをつなぎとめています。つまり、靭帯とは関節がグラグラしないように、骨と骨をつなぐゴムバンドのようなものです。
たとえば、ひざ関節では関節の中央部分で交差する前・後十字靭帯と内側側副靭帯、外側側副靭帯の４本の靭帯が、それぞれ上下２つの骨に結合して、関節内の骨の位置を保持しているのです。靭帯が断絶や裂傷を起こしてうまく機能しなくなると、ひざの上下の骨が正常な位置を保てず、前後左右に不安定な状態になってしまいます。

図4 リンク 靭帯のしくみ

ひざの動きを支える「靭帯」のしくみ

ひざ関節（右ひざ）の縦断面を見てみると

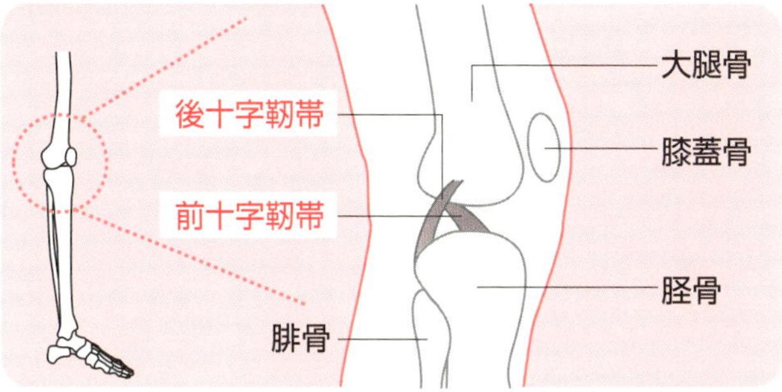

大腿骨
後十字靭帯
膝蓋骨
前十字靭帯
脛骨
腓骨

ひざ関節（右ひざ）の膝蓋骨をはずして前方から靭帯を見てみると

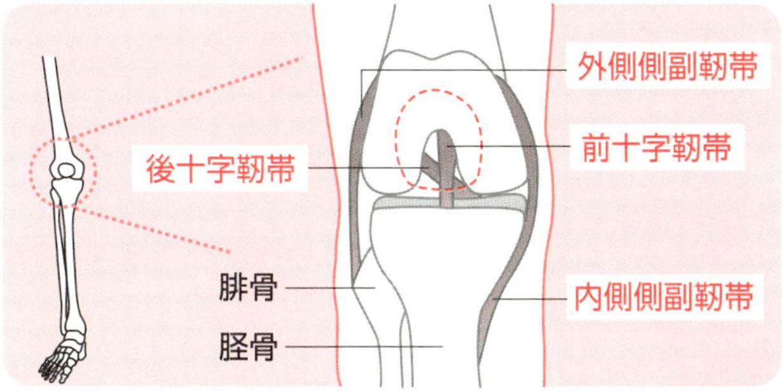

外側側副靭帯
前十字靭帯
後十字靭帯
腓骨
内側側副靭帯
脛骨

靭帯が損傷するとひざ関節はずれやすくなり、ひざの曲げ伸ばしがうまくいきません

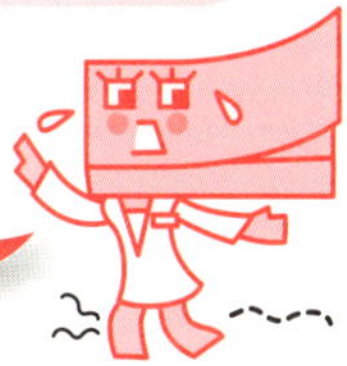

なぜ、腰痛やひざ痛に悩む人が多いのか

運動器トラブルを訴《うった》える人のなかでも、多いのが「腰痛」です。また、年齢を重ねるにつれて増加しているのは「手足の関節痛」です。

平成22年度に厚生労働省が行った「自覚症状の状況」についての調査は、これまで漠然《ばくぜん》としかわからなかった“腰痛・手足の関節痛”の実態を明らかにしました。

これは全世代を対象に「ある症状について1,000人中何人が訴えているか」という“有訴者率《ゆうそしゃりつ》”を割り出したもの。結果、男性が訴えている症状の第1位は腰痛で、1,000人に対し約90人、第2位の肩こりは約60人、手足の関節痛は第5位で、約40人となっています。

一方、女性は第1位が肩こりで約130人、第2位が腰痛で約120人、第3位が手足の関節痛で約70人が症状を訴えています。これらのデータから、多くの人が腰痛や関節痛に悩《なや》んでいる実態がうかがわれます。

腰や関節の痛みは、いまからおよそ200万年前、人類の祖先が2本足で立って歩き始めたことに端《たん》を発します。

背骨を持つ脊椎動物は、初期は4足歩行ですが、人類は進化の過程で2足歩行となり、自由に使える手を獲得《かくとく》しました。その一方で、体重を支える腰やひざに大きな負担を

図5 リンク **性別にみた有訴者率の上位5症状**

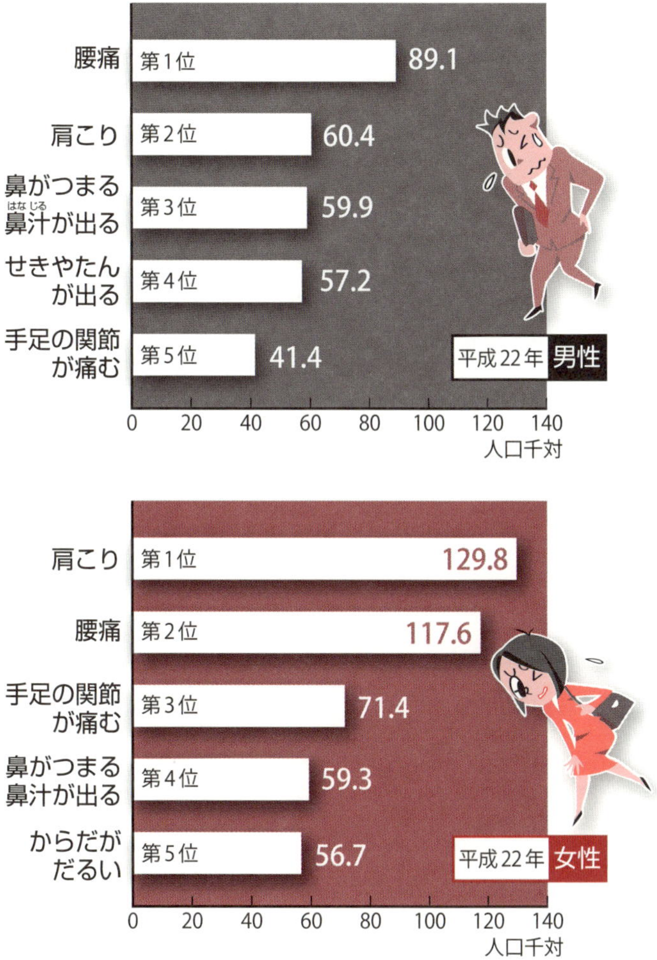
腰痛 第1位 89.1
肩こり 第2位 60.4
鼻がつまる 鼻汁《はなじる》が出る 第3位 59.9
せきやたんが出る 第4位 57.2
手足の関節が痛む 第5位 41.4
平成22年 男性
0 20 40 60 80 100 120 140
人口千対
肩こり 第1位 129.8
腰痛 第2位 117.6
手足の関節が痛む 第3位 71.4
鼻がつまる 鼻汁が出る 第4位 59.3
からだがだるい 第5位 56.7
平成22年 女性
0 20 40 60 80 100 120 140
人口千対

※有訴者には入院者は含まないが、分母となる世帯人員には入院者を含む

厚生労働省　平成22年国民生活基礎調査「自覚症状の状況」より

抱《かか》えることになったのです。

2足歩行になったことによって重い頭と上体、腕《うで》に持った荷物などの総量を、腰や脚《きゃく》部で支えなければならなくなった人類。にもかかわらず、私たちの骨格は4足歩行の頃《ころ》からさほど進化していません。人間は、高度な文明を手にしたことと引き換えに、腰痛や関節痛といった宿命を背負い込《こ》んでしまったのです。

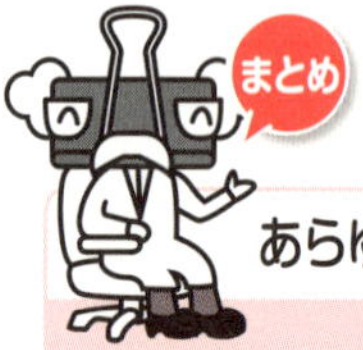

あらゆる動作にかかわる運動器――骨・関節などのはたらき

- **骨はからだを支えたり、内臓を保護するほか、ミネラルの貯蔵、血液の生成などの役割を担う**
- **関節は骨と骨をつなぐとともに、筋肉などと協働してからだの複雑な動きを可能にする**
- **骨や関節、筋肉、腱、靭帯など、身体運動にかかわる器官を総称して「運動器」という**
- **腰やひざの障害が多いのは、2足歩行をする人間の宿命ともいえる**

Column

関節リウマチの診療科はどこ？

❖ 専門医がいる医療機関を選ぼう

からだの各所関節が変形して痛み出したり、とくに左右対称に痛みが起こった場合は、関節リウマチの疑いがあります。関節リウマチは早期発見・早期治療が重要であり、初期段階から積極的に治療を行うことで高い治療効果が期待できます。
では、関節リウマチは「何科を受診すればよいか？」と悩む人が多く見うけられます。もっとも理想的なのはリウマチの専門医がいる医療機関にかかることです。関節リウマチの診断には、検査結果による総合的な判断と、診察する医師の裁量によるところが大きいからです。

「リウマチ科」や「膠原病科」のある医療機関ではリハビリ専門の資格をもった医師が担当することが多く、「内科」や「整形外科」に専門医がいる医療機関もあります。かかりつけの医師に相談して、しかるべき医療機関に紹介状を書いてもらいましょう。

かかりつけの医師を持たない人は、インターネットで自ら探すという方法もあります。患者側が医療機関を選ぶ決め手については、なかなか難しいものがありますが、たとえば、「日本リウマチ学会」が認定する“リウマチ認定医”、「日本リウマチ財団」が認定する“リウマチ登録医”などを一つの判断基準としてもよいでしょう。各団体のホームページで検索することができます。

2 からだを支え、動きを支える大黒柱《だいこくばしら》

上半身を支える脊椎《せきつい》は、人体の“大黒柱”といえます。脊椎はS字状に連なった24個の椎骨《ついこつ》からなり、運動による衝撃を緩和《かんわ》して、骨の中を通る神経を保護しています。

からだの支柱となる「脊椎」の構造

からだの支柱である背骨（脊椎）が、「椎骨」と呼ばれる小さな骨の集合体であることは前項《ぜんこう》でも触《ふ》れました（20頁）。椎骨と椎骨のあいだには「椎間板《ついかんばん》」と呼ばれる円形の線維軟骨《せんいなんこつ》がクッション材としてはさまれ、椎間板が積み重なるかたちで首から骨盤《こつばん》まで柱状に連なっています。

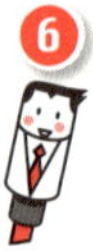

この計24個の椎骨は、直立姿勢のときに真正面から見るとまっすぐにつながっていますが、真横から見ると緩《ゆる》やかなS字状のカーブを描《えが》いています。

このS字カーブを脊椎の“生理的彎曲《わんきょく》”といいます。生理的彎曲は直立歩行する人間にとって、重力を分散するサスペンションの役割をし、重たい頭を支えている筋肉の負担を和らげているのです。また、運動による衝撃や振動《しんどう》なども受け止め、上体の曲げ伸ばしやひねりなどの動作を可

図6 リンク からだのバランスを保つ脊椎のＳ字カーブ

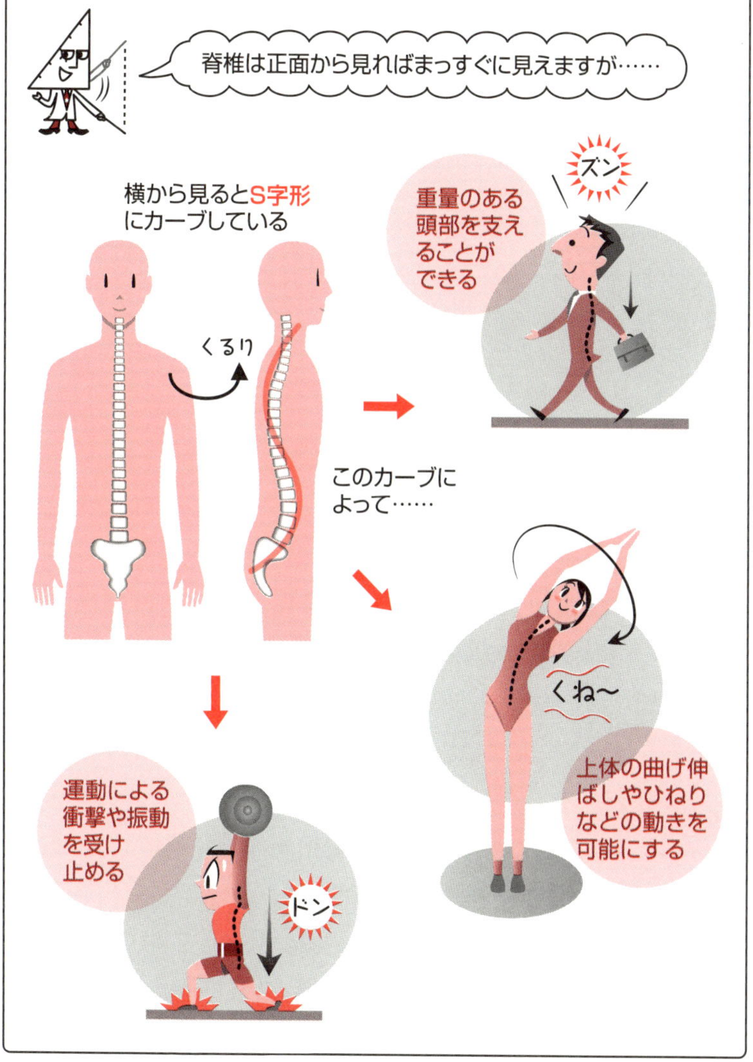

脊椎は正面から見ればまっすぐに見えますが……
横から見るとS字形にカーブしている
くるり
このカーブによって……
ズン
重量のある頭部を支えることができる
くね～
上体の曲げ伸ばしやひねりなどの動きを可能にする
運動による衝撃や振動を受け止める
ドン

能にしています。

脊椎の内部には、“脊髄《せきずい》神経”が通っています。脊椎は、からだを支えたり動かしたりすることのほかに、神経を保護するという重要な役割も担っているのです。

また、脊椎のなかで重力や運動による負荷がいちばんかかるのが下部にある腰の骨——腰椎《ようつい》です。

腰の痛みの震源地《しんげんち》「腰椎」の構造

背骨と骨盤のつなぎ目にあたる腰椎は、背骨のなかでも体幹《たいかん》の動きのかなめとなる部分です。

人間は日常生活のなかで、上半身をひねったり曲げたり、重いものを持ち上げたりする動作を頻繁《ひんぱん》にくり返しています。この動作が腰椎部の関節、骨、椎間板、神経に対して、連続的な負担をかけています。結果、腰椎周辺の各組織は疲労《ひろう》を受けやすく、痛みの震源地になっているのです。

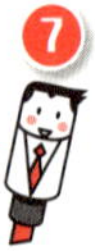

腰椎を構成している椎骨は、前方部にあたる筒状の「椎体」と、後方部にあたる複数の突起《とっき》がついた弓形状の「椎弓」からなります。椎体と椎弓のあいだには「脊柱管」と呼ばれるトンネル状の穴が上下方向につながっており、この穴を「脊髄神経」と呼ばれる、脳からつながるたいへん重要な神経が通っています。

図7 リンク　腰椎を構成する「椎骨」の構造

椎骨の構造

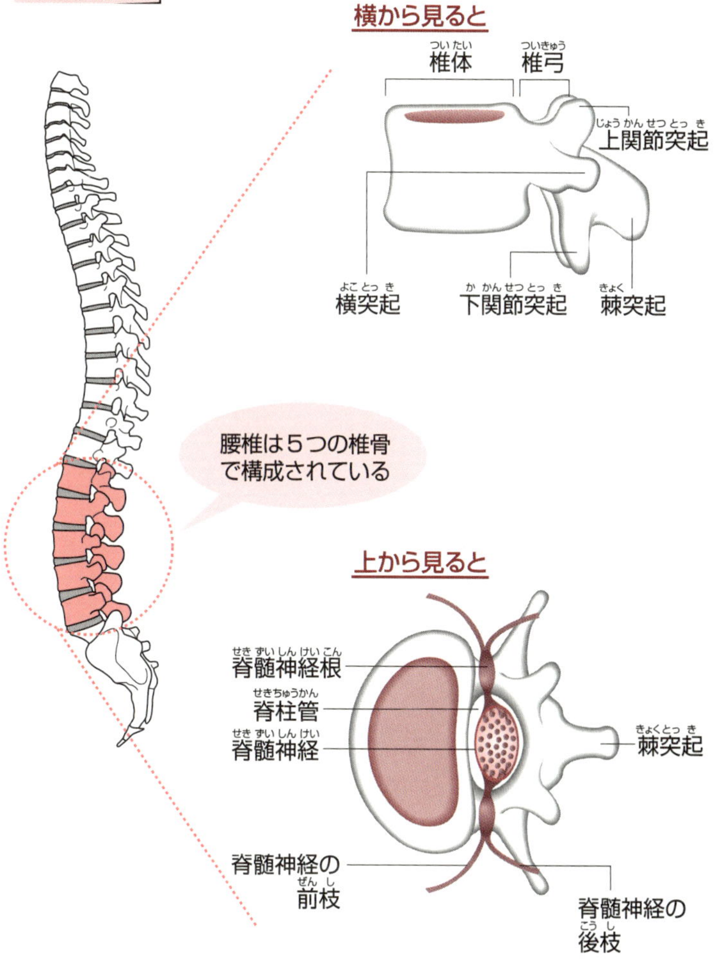
横から見ると
椎体《ついたい》
椎弓《ついきゅう》
上関節突起《じょうかんせつとっき》
横突起《よことっき》
下関節突起《かかんせつとっき》
棘突起《きょくとっき》
腰椎は５つの椎骨
で構成されている
上から見ると
脊髄神経根《せきずいしんけいこん》
脊柱管《せきちゅうかん》
脊髄神経《せきずいしんけい》
棘突起《きょくとっき》
脊髄神経の前枝《ぜんし》
脊髄神経の後枝《こうし》

脊髄神経は、脳とともに運動や知覚をつかさどる中枢神経であり、脊髄神経からの指令は末梢《まっしょう》神経を経て、からだの各部位に伝わっていくのです。

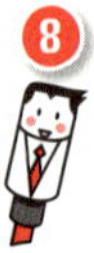

とくに腰椎から下では細かい神経が束になって走っており、からだの各部を動かしたり、痛い・熱いといった知覚を伝達するなどの重要な機能をつかさどっています。枝分かれした神経が馬のしっぽのように見えるところから、「馬尾《ばび》神経」とも呼ばれます。

腰椎部に負担をかけると椎間板や脊柱管が変形し、このため神経が障害され、腰やひざの痛みはもちろん、足のしびれやまひなどの神経症状がおこる場合もあります。

腰椎にかかる衝撃を和《やわ》らげる「椎間板《ついかんばん》」

椎間板とは、椎骨と椎骨のあいだにはさまっている“板状の軟骨組織”のこと。からだを動かしたときの衝撃《しょうげき》で、椎骨に大きな負担がかからないように、クッション材の役割を果たしています。

椎間板の中央には、水分を多く含み、弾力性に富んだ「髄核《ずいかく》」と呼ばれるゼラチン状の物質があります。その周囲を「線維輪《せんいりん》」と呼ばれる組織が何層にも重なって取り囲み、髄核を保護しています。これらのはたらきにより、椎

図8 リンク 脊髄神経の構造

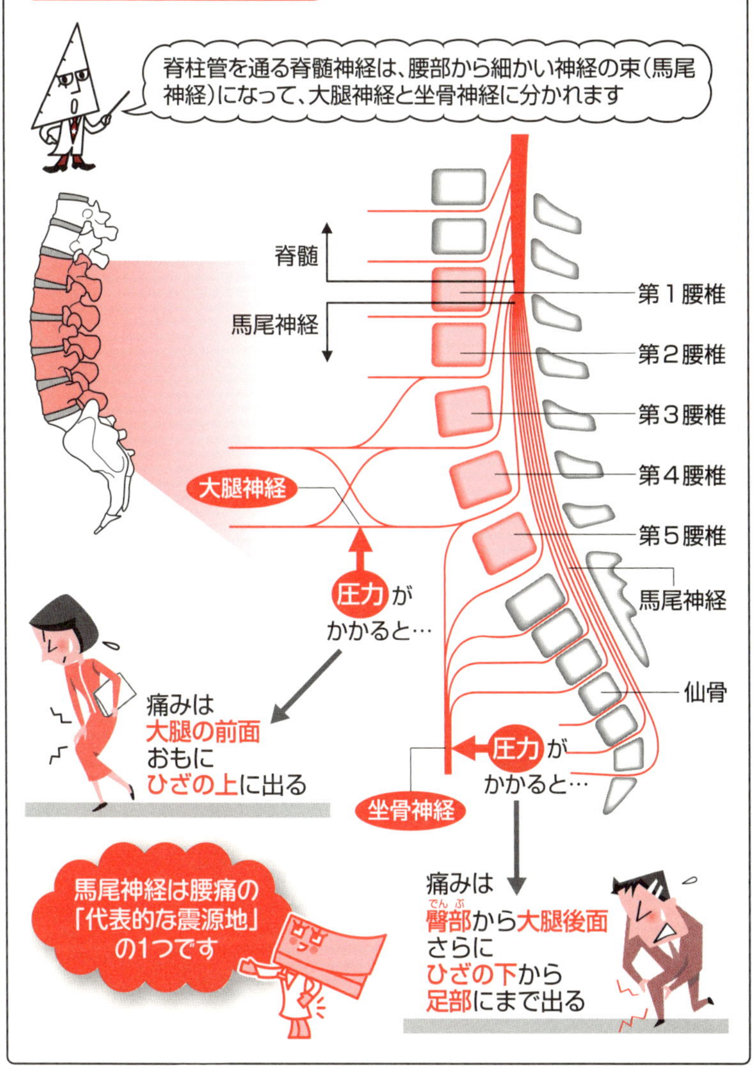

脊柱管を通る脊髄神経は、腰部から細かい神経の束（馬尾神経）になって、大腿神経と坐骨神経に分かれます
脊髄
馬尾神経
第１腰椎
第２腰椎
第３腰椎
第４腰椎
第５腰椎
馬尾神経
仙骨
大腿神経
圧力がかかると…
痛みは大腿の前面おもにひざの上に出る
坐骨神経
圧力がかかると…
痛みは臀部《でんぶ》から大腿後面さらにひざの下から足部にまで出る
馬尾神経は腰痛の「代表的な震源地」の1つです

図9 リンク 椎骨と椎骨のクッション——椎間板

腰椎の断面

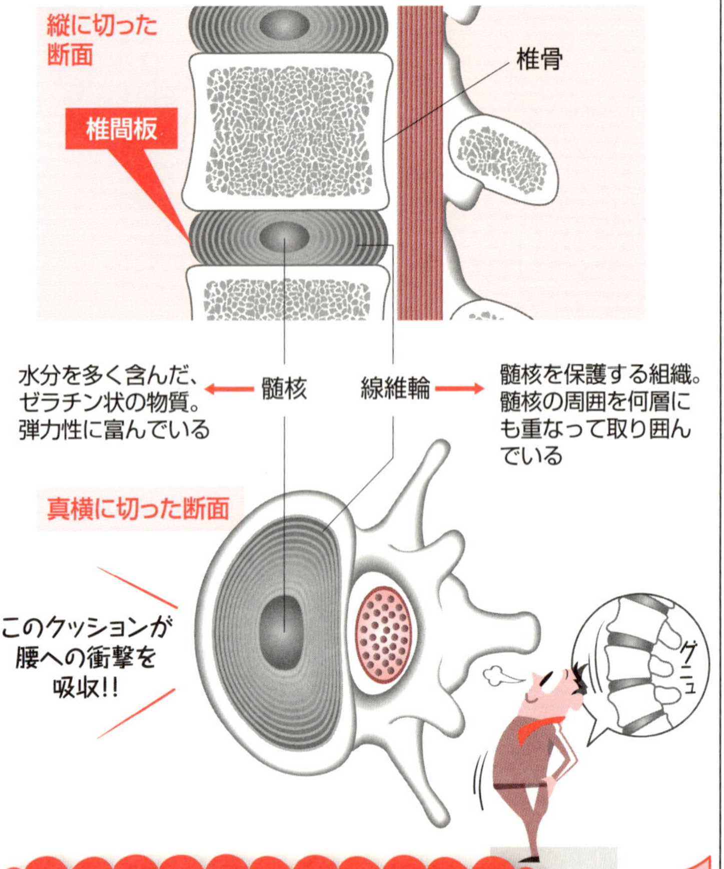

縦に切った断面
椎骨
椎間板
水分を多く含んだ、ゼラチン状の物質。弾力性に富んでいる
髄核
線維輪
髄核を保護する組織。髄核の周囲を何層にも重なって取り囲んでいる
真横に切った断面
このクッションが腰への衝撃を吸収!!
グニュ

しかし、加齢により椎間板は水分や弾力性を失い、クッションとしての効果が薄れてきます。腰への衝撃も吸収しづらくなり、痛みの原因となっていきます。

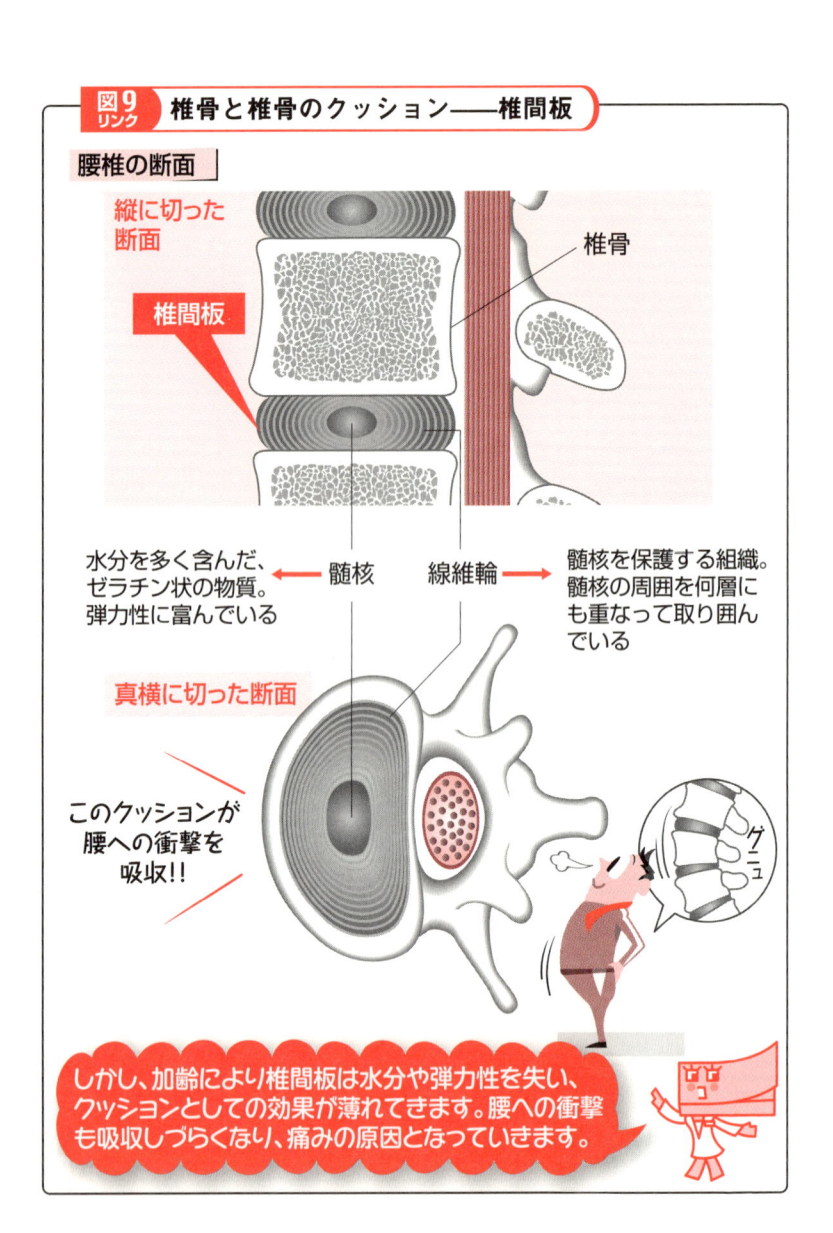

間板が弾力性をキープしてくれるおかげで、私たちは上体を曲げ伸ばしたり、ひねったりという複雑な動きがスムースにできるのです。

ところが、髄核と線維輪は年齢を重ねるごとに水分や弾力性を失ってしまいます。そうなると椎間板のクッション効果が薄《うす》れ、腰椎への衝撃も吸収しづらくなります。

車のタイヤは使い続けるとすり減ってしまいますが、これと同様に、人間のからだも長年にわたり動かし続けると、骨や軟骨が摩耗《まもう》して痛みが生じるようになります。つまり、腰やひざの痛みの原因は、老化からくる場合がほとんどなのです。

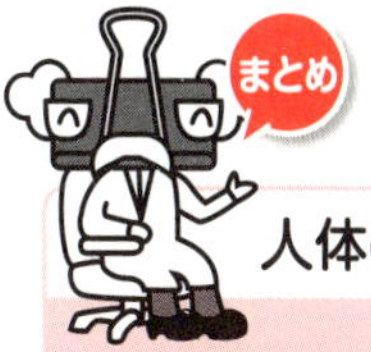

人体の大黒柱・背骨の構造と腰痛の関係

- **背骨は首から腰にかけて24個の椎骨からなり、背骨が描くS字カーブおよび椎骨と椎骨のあいだにある椎間板によって、動作時に背骨にかかる衝撃を軽減する**
- **腰を構成する椎骨「腰椎」には脊髄神経が通っており、椎間板や脊柱管に何らかの障害があると腰痛やまひなどがおきやすい**
- **加齢《かれい》とともに椎間板の弾力性が弱まるなどさまざまな要因で腰椎は変性・老化し、腰痛を引き起こす**

3 立つ・座る・歩くを可能にする 下肢の骨と関節のしくみ

下肢の運動・動作をつかさどるひざ関節は、負担が大きく痛みを生じやすい場所です。ひざの構造と役割を知って、その痛みの原因を探りましょう。

足の動きを支える下肢の骨と「ひざ関節」

頭から腰にかけての“ずっしり”とした重さを受け止めるのが腰椎、さらに、立つ・座る・歩く・走るなどの下半身の運動をつかさどっているのが、下肢の骨と関節です。なかでも地面から足裏に伝わる衝撃を緩和し、スムースな動きを促《うなが》すという重要な役割を担《にな》っているのが、“ひざ関節”です。

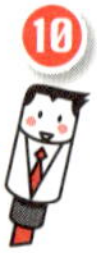

下肢の骨は、大腿（太もも）部分の「大腿骨《だいたいこつ》」と、ひざ下（すね）部分の「脛骨《けいこつ》」、その脛骨を外側から支える「腓骨《ひこつ》」、“お皿”と呼ばれる「膝蓋骨《しつがいこつ》」の大きく4つのパーツに分かれます。

そして、下肢の骨と骨とを接続するおもな関節は、骨盤と大腿骨をつなぐ「股関節《こかんせつ》」、大腿骨と膝蓋骨をつなぐ「膝《しつ》蓋大腿関節《がいだいたいかんせつ》」、大腿骨と脛骨をつなぐ「大腿脛骨関節《だいたいけいこつかんせつ》」の3

図10 リンク 下肢を構成する骨と関節の構造

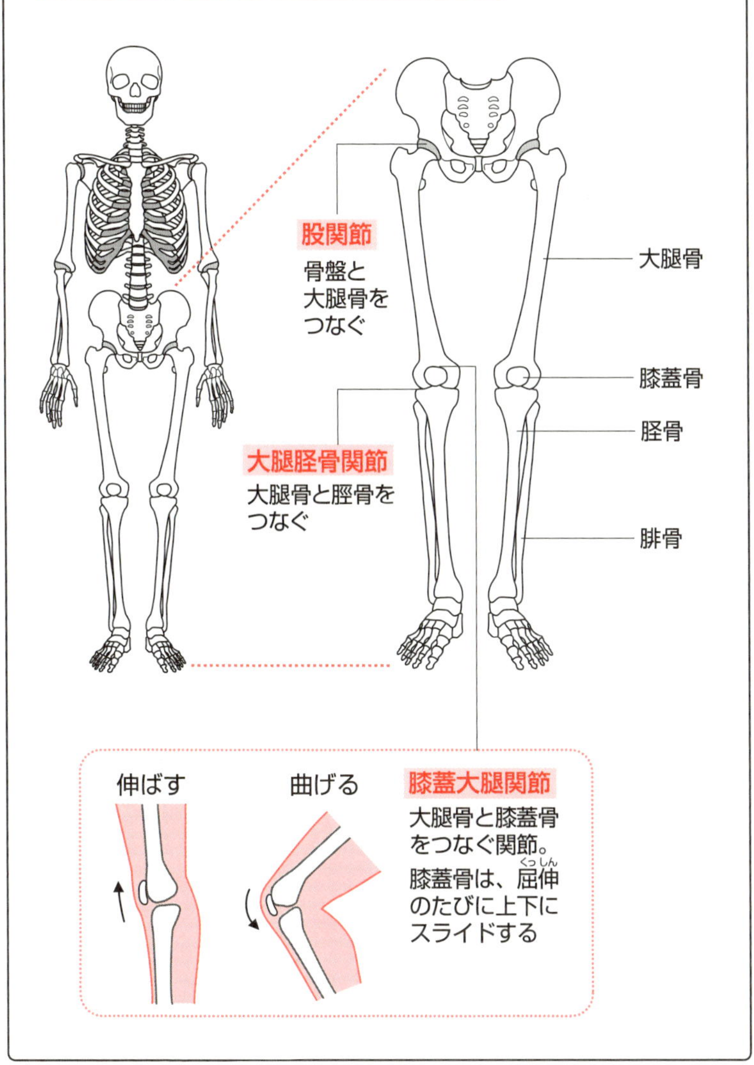
股関節
骨盤と大腿骨をつなぐ
大腿骨
膝蓋骨
大腿脛骨関節
大腿骨と脛骨をつなぐ
脛骨
腓骨
伸ばす
曲げる
膝蓋大腿関節
大腿骨と膝蓋骨をつなぐ関節。
膝蓋骨は、屈伸《くっしん》のたびに上下にスライドするつがあります。大腿脛骨関節と膝蓋大腿関節を合わせて、一般にひざ関節と呼びます。

人体でもっとも大きな関節がひざ関節です。大腿脛骨関節は全身を支え、膝蓋大腿関節は筋肉の動きを有効かつスムーズに伝える働きを担《にな》っています。1日に何度もくり返されるひざの曲げ伸ばしにおいて、体重を支えつつ激しい動きにも耐《た》えるひざ関節は、その負担の大きさから、痛みを生じやすい場所となっているのです。

ひざ関節のプロテクター「関節軟骨」と「半月板《はんげつばん》」

椎骨と椎骨のあいだをつなぐ“椎間板”と同じように、ひざ関節において、クッション材の役割を担うのが「関節

▶ひざ関節を守る「関節軟骨」と「半月板」

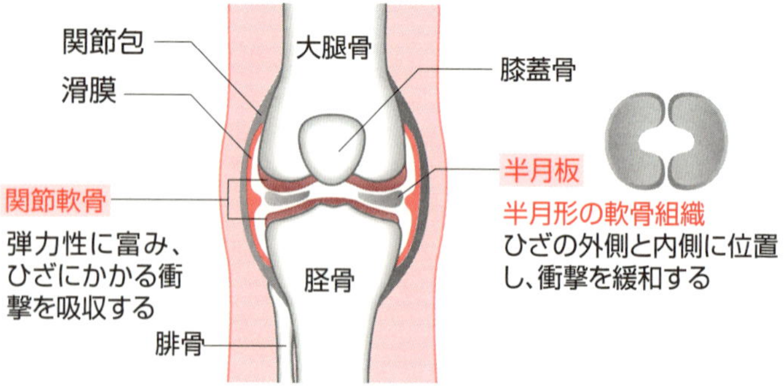
関節包
滑膜
大腿骨
膝蓋骨
半月板
半月形の軟骨組織
ひざの外側と内側に位置し、衝撃を緩和する
関節軟骨
弾力性に富み、ひざにかかる衝撃を吸収する
脛骨
腓骨

軟骨」と「半月板」です。

大腿骨・脛骨・膝蓋骨の関節部には、各部を4mmほどの厚さで覆《おお》う軟骨組織があります。表面はなめらかで弾力性に富み、ひざ関節の曲げ伸ばしの際には骨と骨との摩擦《まさつ》を防ぐはたらきをしています。

ひざに圧力がかかると、関節軟骨の主成分であるプロテオグリカンに含まれていた水分が表面へしみ出し、骨と骨がこすれ合わないように"潤滑油"の役目を果たします。圧力が少なくなると、その水分は再びプロテオグリカンへ吸い込まれます。関節軟骨は、いわば水分を含んだスポンジのようなもの。圧力の変化によって、水分を放出したり吸収したりするのです。

そして、大腿骨と脛骨のあいだにあるのが「半月板」。その名のとおり半月形をした、関節軟骨よりもやわらかい軟骨組織です。ひざの外側と内側に位置し、関節軟骨と同様、ひざに受ける衝撃を緩和するはたらきを担います。

関節軟骨や半月板に栄養を供給する「関節液」

ひざ関節全体は「関節包《かんせつほう》」という膜で覆われ、関節包の内側は、ヌルヌルとした透明な液体「関節液」で満たされています。骨の摩耗を防ぎ、ひざのなめらかな動きを実現させるためには不可欠なものです。

さらに、関節軟骨や半月板には血管や神経が通っていないため、関節液はこれら軟骨細胞の老廃物《ろうはいぶつ》を排出し、水分や栄養を与えるというはたらきもしています。

また、関節液は関節をしばらく動かさない状態でいると粘《ねん》性《せい》が高まり、動かせばまた低くなるという性質を帯びています。激しいスポーツをする前には、関節液を最適な状態にするために、ウォーミングアップが必要です。関節がスムースに動く状態にしてから行わなければ、大きなケガにつながってしまいます。

図11 リンク 関節液の役目

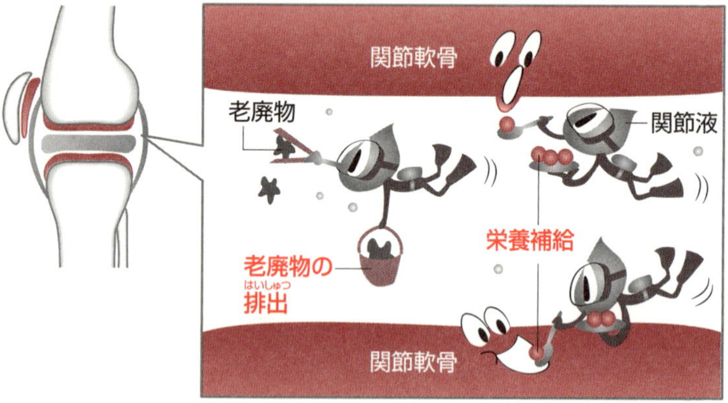

関節液は、関節軟骨と半月板への栄養補給と
老廃物を排出する役目を担っている

ひざの曲げ伸ばしにかかわる「大腿四頭筋」

立つ・座る・歩く・走る・ひざを屈伸させるといった運動は、下肢の筋肉の伸縮と関節が連動して動くことで実現します。

下肢の筋肉は、大きく“ひざ上の表側と裏側”“ひざ下の表側と裏側”の４つにわけられます。ひざ上（太もも）の表側にあるのが「大腿四頭筋《だいたいしとうきん》」、裏側にあるのが「大腿屈筋《だいたいくっきん》群《ぐん》」。そして、ひざ下（すね）の表側にあるのが「前脛骨筋《ぜんけいこっきん》」、裏側にあるのが「腓腹筋《ひふくきん》」です。

次頁 12

なかでも大腿四頭筋は、人体のなかでもっとも伸縮する力が大きく、歩行はもちろん、ジャンプやキックなどの激しい動きをパワフルに行うためにも重要な筋肉。大腿直筋、外側広筋、内側広筋、中間広筋という４つの部分に分かれているため、「大腿四頭筋」という名前がついています。

大腿骨から膝蓋骨《しつがいこつ》を介して脛骨《けいこつ》までつながる大腿四頭筋は、“ひざのバネ”として曲げ伸ばしに大きくかかわっています。この筋肉が収縮すると（同時に裏側の大腿屈筋群が伸長《しんちょう》）膝蓋骨が上へスライドし、それに引っぱられるかたちでひざが伸びます。次に大腿四頭筋が伸び（同時に裏側の大腿屈筋群が収縮）、膝蓋骨が下へスライドしてひざが曲がります。この動作を交互《こうご》にくり返すことで、歩行運動が成立するのです。

次頁 13

図12 リンク ひざ関節の曲げ伸ばしに使う筋肉

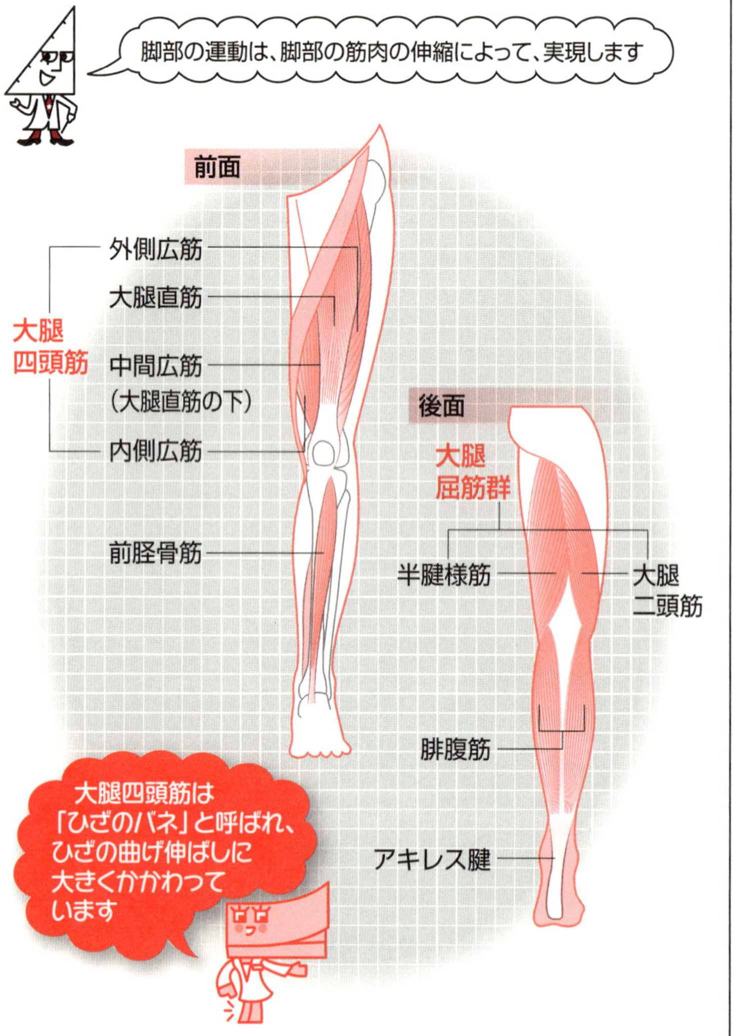
脚部の運動は、脚部の筋肉の伸縮によって、実現します
前面
外側広筋
大腿直筋
大腿四頭筋
中間広筋
（大腿直筋の下）
内側広筋
前脛骨筋
後面
大腿屈筋群
半腱様筋
大腿二頭筋
腓腹筋
アキレス腱
大腿四頭筋は「ひざのバネ」と呼ばれ、ひざの曲げ伸ばしに大きくかかわっています

図13 リンク　ひざ関節の曲げ伸ばしのしくみ

ひざを伸ばす

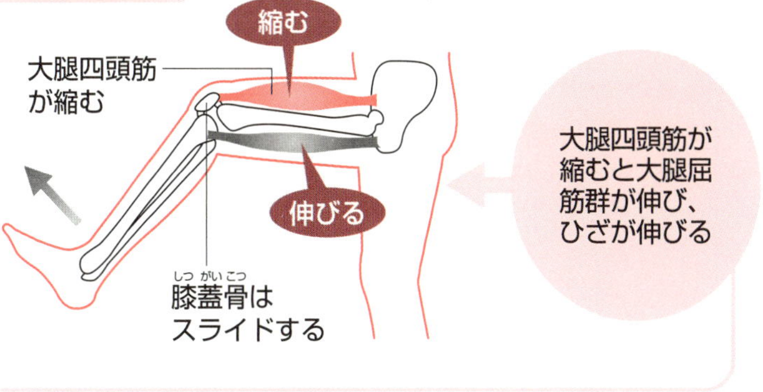
縮む
大腿四頭筋
が縮む
伸びる
膝《しつ》蓋《がい》骨《こつ》は
スライドする
大腿四頭筋が
縮むと大腿屈
筋群が伸び、
ひざが伸びる

ひざを曲げる

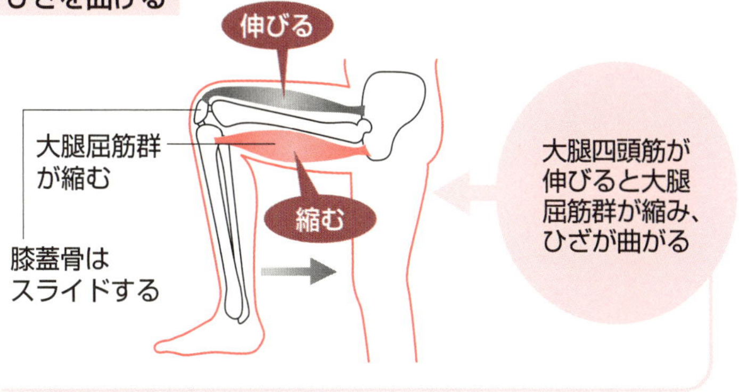
伸びる
大腿屈筋群
が縮む
縮む
膝蓋骨は
スライドする
大腿四頭筋が
伸びると大腿
屈筋群が縮み、
ひざが曲がる

筋力が低下すると、ひざの動く範囲が狭まります。大腿四頭筋の衰えには要注意です

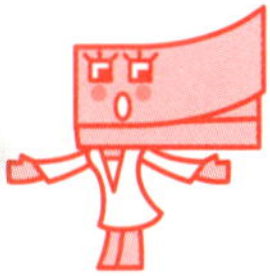

逆をいえば、こういった骨・関節・筋肉の連動が少しでもうまくいかないと、歩行のような単純にみえる動作もスムースにできません。老化や運動不足などの理由で大腿四頭筋の伸縮力が衰《おとろ》えると、その裏側の筋肉である大腿膝屈筋とのバランスが崩《くず》れてしまいます。ひざがまっすぐに伸びきらなくなり、じょじょに軟骨組織が劣化《れっか》、ひざの痛みが生じやすくなるのです。

ひざ関節を安定させる「靭帯《じんたい》」

ひざ関節は、全身のなかでもっとも動きが激しく、酷使《こくし》される部分といってもよいでしょう。それなのに関節がずれたりしないのは、ひざ関節の周囲に張り巡らされた“靭帯”によって骨と骨とをしっかりとつなぎとめられているからです。

靭帯とは、骨と骨をつなぐゴムバンドのような結合組織。関節の動きを安定させたり、関節の可動域を制御《せいぎょ》するはたらきがあります。

ひざ関節の場合は、中央で前後に交差する「前十字靭帯《ぜんじゅうじじんたい》」と「後十字靭帯《こうじゅうじじんたい》」、関節包の外側からはさむ「外側側副靭《がいそくそくふくじん》帯《たい》」と、内側からはさむ「内側側副靭帯《ないそくそくふくじんたい》」という4本の靭帯（27頁）で、関節軟骨や半月板にずれの大きな力がかからないように、しっかりサポートしています。

コラーゲンが主成分である強靭《きょうじん》な繊維《せんい》の束——靭帯は、あらゆる動きに対応できる柔軟性《じゅうなんせい》をもっていますが、急に激しい圧力が加わると切断されることもあります。ひざ関節は通常、4本の靭帯でバランスをとっているため、1本損傷しただけで安定性が悪くなり歩行が困難になります。

また、加齢などで靭帯の柔軟性が失われた場合は、ひざ関節の動きがスムースでなくなり、ひざの曲げ伸ばしがうまくいかなくなります。ひざを自在に動かすには、4本の靭帯が正常に機能し、上下左右にバランスよく引っぱってコントロールすることが重要なのです。

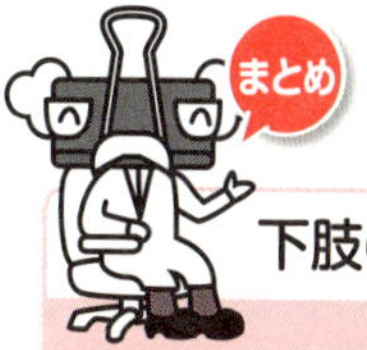

下肢の骨・関節の構造とひざ痛の関係

- **下肢の動きは、大腿骨・脛骨・腓骨・膝蓋骨の4つの骨とこれらをつなぐ股関節、大腿脛骨・膝蓋大腿（両方を合わせて、ひざ関節）の3つの関節などに支えられている**
- **立つ・座る・歩く・走るなど日常の動作において、ひざ関節は重要な役割を果たすと同時に負担も大きいため、痛みが生じやすい**
- **ひざ関節は、関節軟骨や大腿四頭筋、靭帯によって支えられており、それぞれに何らかの問題が生じるとひざ痛をおこしやすい**

要介護・寝たきりになる可能性が高い「ロコモティブシンドローム（運動器症候群《しょうこうぐん》）」

東京都済生会中央病院
整形外科部長 **柳本 繁**

高齢化社会を迎《むか》え、増加傾向にある運動器障害

運動器とは、骨・筋肉・関節・靭帯《じんたい》・腱《けん》・神経といった、身体活動を担う機能の総称《そうしょう》です。これら運動器はそれぞれが連携《れんけい》して働いているため、どれか1つが機能不全をおこせば、スムースでなめらかなからだの動きは実現できません。また、複数の運動器が同時に障害を受けるケースもあり、いまでは運動器を全体としてとらえようとする見方が主流となっています。

そこで注目されているのが、日本整形外科学会が提唱する「ロコモティブシンドローム」（以下、ロコモ）という考え方。これは“運動器障害により、介護が必要になったり、寝たきりになる可能性が高い状態”のことを指し、和文は「運動器症候群」といいます。

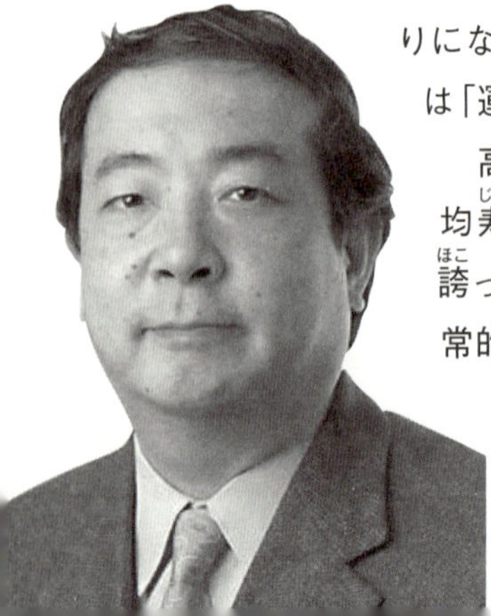

高齢化社会といわれて久しい日本では、平均寿命《じゅみょう》が82歳《さい》という“世界一の長寿国”を誇《ほこ》っています。一方で、わが国の健康寿命（日常的に介護を必要としないで、自立した生活ができる生存期間のこと）は75歳。こち

らも世界一ですが、平均寿命との差の7年間は、介護が必要であることを意味します。

実際にも運動器のなかでとくに負担が集中し、トラブルを抱えやすい腰とひざは、多くの場合、加齢が深くかかわっています。なぜなら、腰椎《ようつい》やひざ関節に備わる椎間板《ついかんばん》・関節軟骨・半月板《はんげつばん》といったクッション機能は、年齢を重ねるうちに変性し、柔軟性を失うからです。そして、これらの軟骨組織には血管や神経が通っていないため、一度損傷すると再生しづらいという特徴があります。

つまり、クッション機能の劣化により、腰やひざへの衝撃や負担が受け止めきれなくなると、腰痛やひざ痛が生じ、その不快感と一生つきあっていかなければならない場合があるのです。

腰やひざの状態を知る、ロコモ度チェック

ロコモとは、運動器のはたらきが衰えて、自立した生活が送りづらくなる予備軍のこと。現在、日本全国で40歳以上の4,700万人が推定対象者となっています。運動能力低下のリスクが高い疾《しっ》患《かん》といえば、「変形性脊椎症」（80頁）「変形性膝関節症」（130頁）「脊柱管狭窄症《せきちゅうかんきょうさくしょう》」（90頁）「骨粗《こつそ》しょう症《しょう》」（85頁）などがあります。なかでも変形性腰椎症と変形性膝関節症は、60〜70代の女性の約7割がかかっているといわれる注意すべき疾患。腰椎やひざ関節のクッション材として機能している、椎間板や関節軟骨という組織が老化により劣化し、骨と骨がぶつかったりすり減ったりすることで腰痛やひざ痛の原因となるのです。

全身の体重を支え、あらゆる運動・動作をつかさどる腰やひざですから、症状が悪化すればその痛みで動けなくなり、最悪の場

合は寝たきり状態になることも。そうならないためには、症状に気づいたら専門医の診断《しんだん》を受けて早期治療を心がけることが大切です。完治は難しいとされる疾患ですが、生活習慣を改善することで症状を軽減したり、日々のトレーニングで痛みをコントロールすることは可能です。

現在は健康体の方でも、安心はできません。運動器障害は気づかないままじょじょに進行するのが一般的です。とくに症状が現れやすいのは、やはり腰とひざ。痛みはなくても、足腰が弱ってきたことを感じたら要注意。次の項目《こうもく》に1つでもチェックが入れば、ロコモである可能性があります。いくつも該当《がいとう》するようなら、専門機関での受診をおすすめします。

- □ 階段を上るのに手すりが必要
- □ 15分くらい続けて歩けない
- □ 片足立ちで靴下《くつした》がはけない
- □ 横断歩道を青信号でわたりきれない
- □ 家の中でつまずいたりすべったりする
- □ 掃除機《そうじき》かけや布団の上げ下ろしなど、やや重い家事が困難
- □ 2kg程度の買い物袋を持ち帰るのが困難

軽い運動をとり入れて、足腰を鍛えよう

長年からだを動かすうちに骨や関節がじょじょに摩耗《まもう》し、損傷することでおこる運動器障害。これは高齢になって突然生じるものではなく、若い頃からの生活環境や習慣が大きく影響してい

ます。

　将来、介護や寝たきりの状態を避《さ》けるためには、適度な運動を継続して行い、足腰を鍛《きた》えることがもっとも効果的。とはいっても、わざわざスポーツを始める必要はありません。とくに腰痛持ちの方がいきなりスポーツを始めては、症状を悪化させることにもつながるので要注意です。

　軽いスクワットや片足立ち、ウォーキング、ラジオ体操、ストレッチなど、日常生活の中に軽い運動をとり入れて習慣づけましょう。「運動不足だな……」「最近からだを動かしていないな……」という方は、ぜひ今日からでもロコモ予防のために実践《じっせん》してみてください。

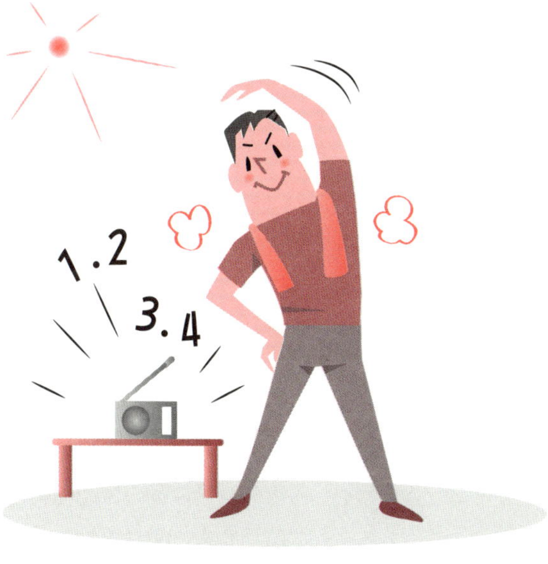

Column

整形外科と、整骨院（接骨院）・カイロプラクティックの違《ちが》い

❖ 医療行為と、医療類似行為の違いを知ろう

腰やひざの痛みを改善したいときに、どこを訪ねたらいいかわからない、という人は少なくありません。整形外科医院のほかにも整骨院・接骨院・指圧・鍼《はり》・マッサージ・カイロプラクティック・整体といったさまざまな施術所があります。

まずは、“医療行為”である整形外科と、“医療類似行為”であるそれ以外の民間療法に区別します。そして、同じ民間療法(医療類似行為)でも、法に基づいたものと、そうでないものに分けます。

整骨院(または接骨院)では国家資格を有する「柔道整復師」が施術を行っているため、“法に基づいた医療類似行為”にあたります。対象となる疾患は、打撲《だぼく》・捻挫《ねんざ》・脱臼《だっきゅう》・骨折といった、外傷性疾患のみであり、日数がたてば回復するものに限られています。

“法に基づかない医療類似行為”としてもっとも一般的なのが、カイロプラクティック。おもに脊椎のゆがみを調整するための手技を称していますが、日本ではその効果について科学的評価は定まっていません。

問診や検査によって痛みの根本原因を探り、注射や薬の処方など適切な治療を施すことができるのは、医療機関のみです。民間療法を受ける場合は、整形外科で痛みの原因を突き止め、適切な治療を受けたうえで、併用するようにしましょう。

第2章

腰痛、その原因と対策

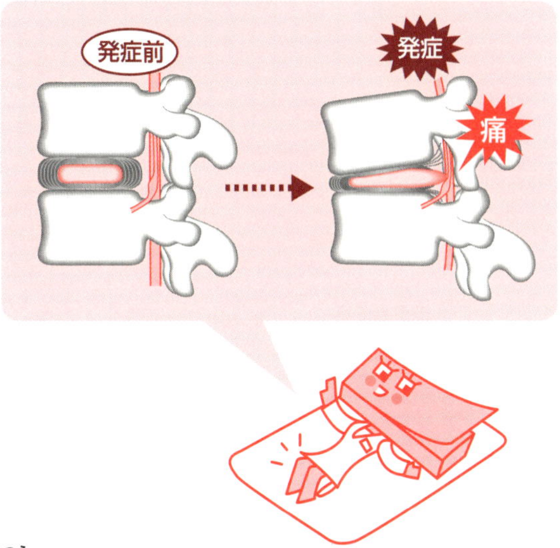

腰痛《ようつう》は多くの場合、ライフスタイルが関係しています。痛みを改善するには、痛みの種類・程度、また原因に応じたライフスタイルの修正が必要です。本章では、腰痛にかかわる環境要因や原因となる病気（脊椎《せきつい》のトラブルが中心）について解説し、治療を含《ふく》めた対策について述べていきます。

生活習慣病でもある腰痛

日夜、自身の体重や運動にともなう衝撃《しょうげき》を受け止めている腰《こし》。この腰に過大な負担をかける要素のなかに、腰痛を改善・予防へ導くヒントがあるのです。

動作によって腰にかかる負担は異なる

重いものを持ち上げたり、運んだりといった動作が腰に負荷を与《あた》える——ということは、みなさんも想像に難《かた》くないと思います。しかし、そのような動作ばかりが腰への負担を増大させるわけではありません。

直立姿勢をした際に、腰（第３腰椎の椎間板）にかかる荷重を100とします。これを基準に、いろいろな姿勢をとった場合の腰にかかる荷重を比較《ひかく》すると、前かがみの姿勢では150、椅子《いす》に座った場合は140、椅子に座って前かがみになった場合は185となります。

つまり、姿勢・動作によって腰にかかる荷重は異なるわけですが、ここで気づいていただきたい点が１つあります。それは、立っているより、座っているときのほうが腰にかかる荷重は大きい、ということです。

14

図14 リンク **動作・姿勢別腰にかかる荷重**

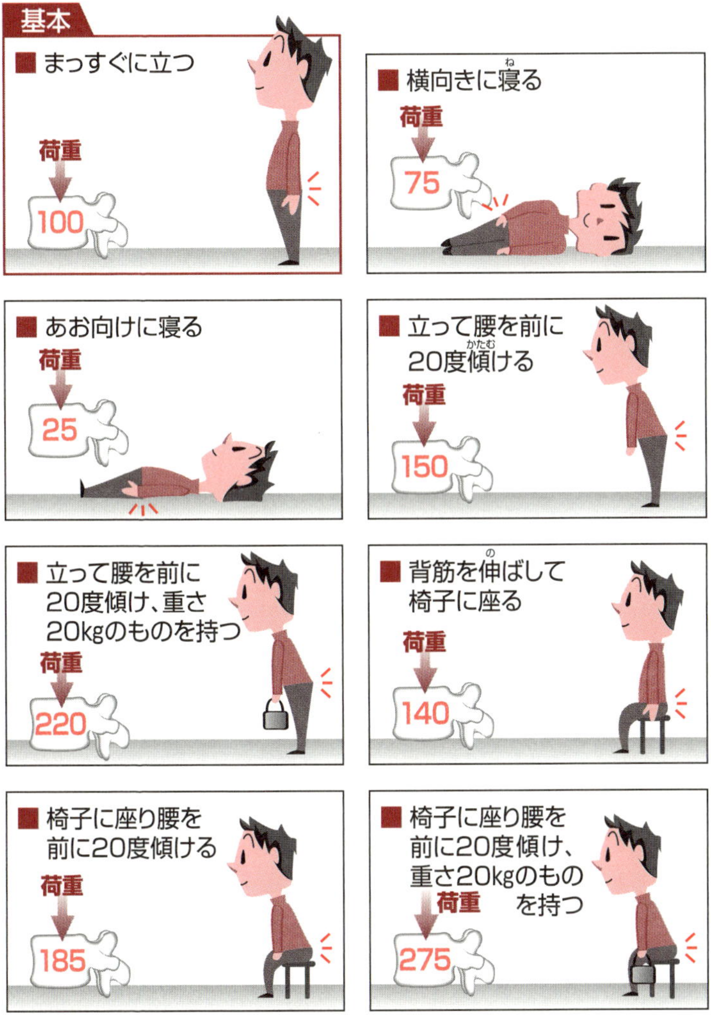
基本
まっすぐに立つ
荷重
100
横向きに寝《ね》る
荷重
75
あお向けに寝る
荷重
25
立って腰を前に
20度傾《かたむ》ける
荷重
150
立って腰を前に
20度傾け、重さ
20kgのものを持つ
荷重
220
背筋を伸《の》ばして
椅子に座る
荷重
140
椅子に座り腰を
前に20度傾ける
荷重
185
椅子に座り腰を
前に20度傾け、
重さ20kgのもの
を持つ
荷重
275

実際、俗《ぞく》にいう“腰痛持ち”は、デスクワーク中心の仕事をしている方やタクシードライバーなど、長時間椅子に座って仕事をする人に大勢みられるのです。

腰痛を招く“脊椎S字カーブ”の崩《くず》れ

立っているより、椅子に座っているときのほうが腰への荷重が大きいのはなぜなのでしょう。それは、脊椎のS字カーブが、椅子に座っているときに崩れてしまっているためです。

からだの大黒柱でもある脊椎は、立ち姿勢を横から見て首が前、背中が後ろ、腰が前という緩《ゆる》やかなS字カーブを描《えが》いているのが本来です。この形こそが、腰の荷重または運動の際に腰などにかかる振動《しんどう》や衝撃を和らげているのです（33頁《ページ》）。

したがって、立っていてもS字カーブを崩《くず》すような姿勢では、腰への負担は増大します。そのような悪い姿勢の代表格といえば、ねこ背。腹筋と背筋のバランスが崩れ、背中が丸くなってしまう姿勢のことです。

そのほか、腰が反っておなかが前につき出ている「凹《おう》背《はい》」、背中が丸まっておなかが前につき出ている「円凹背《えんおうはい》」、脊柱がまっすぐ伸びてしまっている「平背《へいはい》」なども、腰へ

図15 リンク 悪い姿勢が腰に負担をかける

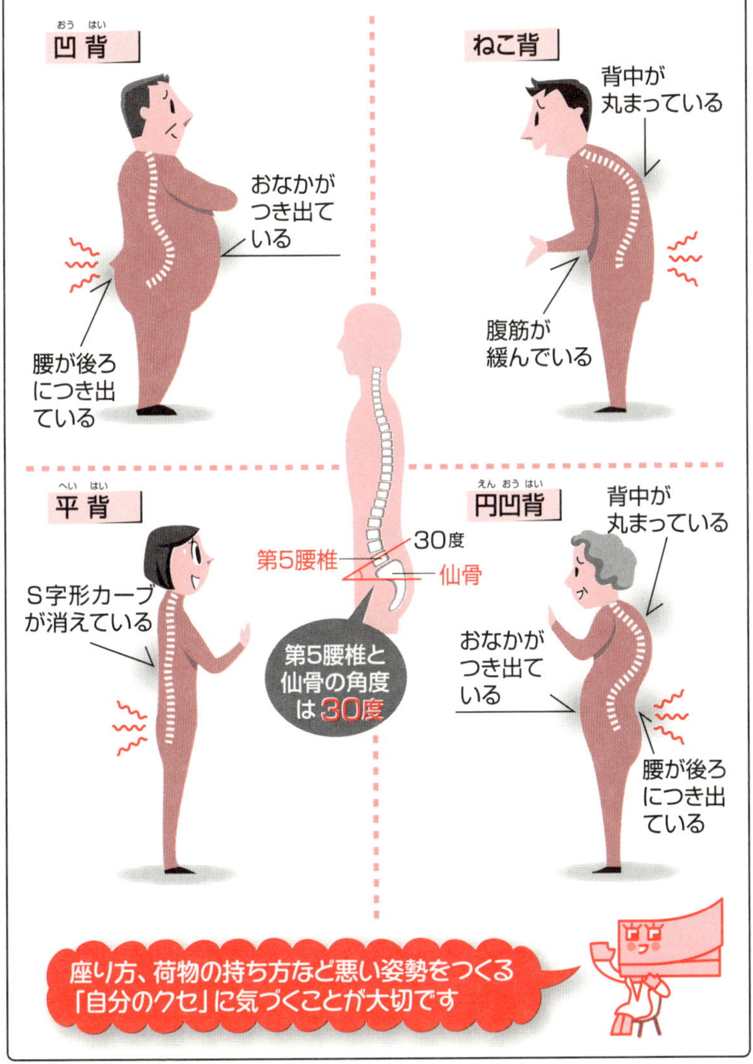
凹《おう》背《はい》
おなかがつき出ている
腰が後ろにつき出ている
ねこ背
背中が丸まっている
腹筋が緩んでいる
平《へい》背《はい》
S字形カーブが消えている
円《えん》凹《おう》背《はい》
背中が丸まっている
おなかがつき出ている
腰が後ろにつき出ている
30度
第5腰椎
仙骨
第5腰椎と仙骨の角度は30度
座り方、荷物の持ち方など悪い姿勢をつくる「自分のクセ」に気づくことが大切ですの負担を招きます。

さらには、椅子に座るときに脚を組んだり、同じ側の肩《かた》にバッグをかけるなど、からだの重心が左右どちらかに傾くような姿勢でも、脊柱のＳ字カーブを保持することができません。腰痛を予防・改善するには、こうした日常的なクセ・習慣に気づくことが大切といえるでしょう。

運動不足が腰を支える筋肉の弱体化をもたらす

日頃《ひごろ》の動作やよくない姿勢によって“腰に余計な負荷がかかる”ことは説明しましたが、もう１つ、腰痛を引き起こす大きな要因となるのが、運動不足による筋肉の衰《おとろ》えです。

全身の骨や関節などに付随《ふずい》する筋肉は、伸びたり縮んだりしながら骨や関節を動かし、さまざまな動作を可能にしていますが、同時に骨・関節が本来あるべき位置に存在するよう支えたり、振動・衝撃を軽減するプロテクターとしての役割も果たしているのです。

したがって、脊椎を支えている背筋や腹筋などの筋肉が衰えれば、Ｓ字カーブを保持した正しい姿勢を保つことができませんし、腰への負担も増大します。

高齢者《こうれいしゃ》に背中や腰の丸まった人が比較的多いのは、老化により骨を支える筋力が低下することが原因の１つです。

また、若年層にも姿勢の悪い人が目立ちますが、これは運動不足による筋肉の減退が原因の1つであると考えられます。

現代人は交通手段の発達により、便利な日常生活と引き換えに、歩く機会が大幅に減っています。地方都市では車が足がわりとなり、1人に1台普《ふ》及《きゅう》しているところも珍《めずら》しくありません。そして、いったん腰痛を引き起こすとますます歩くことを避《さ》け、車などの移動手段に頼《たよ》るという悪循《じゅん》環《かん》に陥《おちい》りがちです。

腰痛を予防・改善するには、まず脊椎を安定させ、背中や腰を支える腹筋と背筋のバランスを保つことが重要であ

運動不足が腰痛を引き起こす

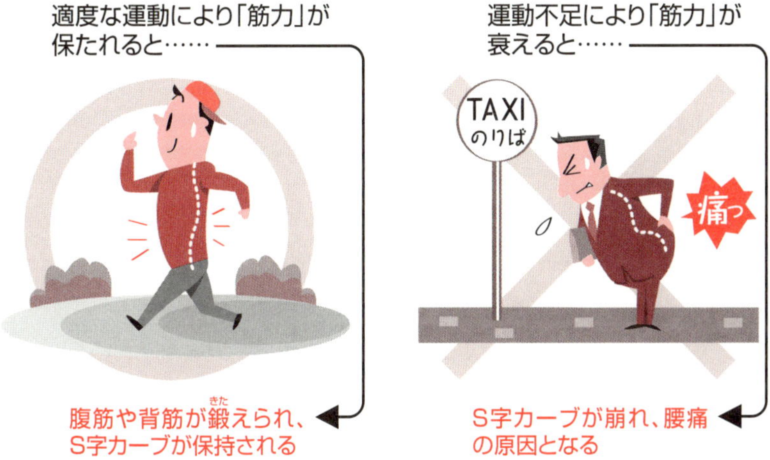
適度な運動により「筋力」が保たれると……
腹筋や背筋が鍛《きた》えられ、S字カーブが保持される
運動不足により「筋力」が衰えると……
TAXI のりば
痛っ
S字カーブが崩れ、腰痛の原因となる

る——と認識してください。

知っておきたい、職業と腰痛の関係

“腰痛持ち” が多い職種がある、というと、思いあたる方もいるのではないでしょうか。

たとえば、引っ越し業者や建設現場で働く人など、重いものを持ち上げたり、運んだりする職種。あるいは、作業中、腰を曲げたり伸ばしたりという動きを頻繁《ひんぱん》に行う農業・水産業・林業従事者。これらの職種で腰痛が多くみられるのは、重いものを持ち運んだり、腰の曲げ伸ばしといった動作が大きな要因の１つだといえるでしょう。

このほか、長時間同じ姿勢を続ける職種でも “腰痛持ち” が多くみられます。先に述べたように、デスクワーク中心の人やタクシーや、トラックなど長時間座った状態で仕事をしている人がそうです。また、飲食店のウエイター・ウエイトレス、ショップ販売員、客室乗務員、調理師など、長時間立っている、あるいは前かがみになって作業する職種の人にも “腰痛持ち” が少なくありません。

座るにしろ、立つにしろ、長時間同じ姿勢を続けていれば腰の筋肉が緊張《きんちょう》した状態が継続し、筋肉疲労をおこして痛みが出る場合があります。また、姿勢の悪さなど、さまざまな要素が腰痛に関与しています。

このように職業上の特性が腰痛発症にかかわりがある、ということは以前から知られていましたが、最近では、職場における精神的ストレスが腰痛の発症や悪化に関係していることを示唆する報告がなされています。腰痛対策の一《いっ》環《かん》としても、精神的ストレスを上手にコントロールすることが必要なのです。

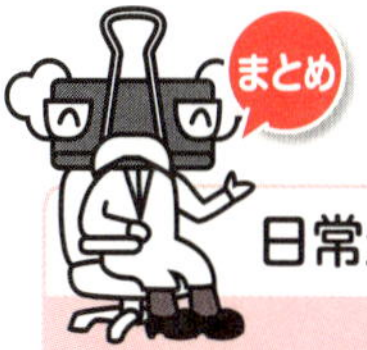

日常生活のなかにある、腰痛の要因

- **座っているときに腰にかかる負担は意外と大きく、デスクワーク中心の人、タクシードライバーなど、長時間座って仕事をする人に腰痛持ちが多い**
- **座位や前かがみ、ねこ背など、脊椎のＳ字カーブが崩れる姿勢は腰への荷重・衝撃を増大させる**
- **背中や腹部の筋肉は脊椎を支えているため、運動不足によって背筋や腹筋が衰えると脊椎のＳ字カーブ保持が困難になり、腰への負担も増大する**
- **座るにしろ、立つにしろ、長時間同じ姿勢を継続《けいぞく》していると腰部で筋肉疲労をおこして痛みを招くことがある**

対処

2 その痛み、どう対処する？

ひと口に「腰痛」といっても、ジワジワと鈍痛《どんつう》が続くこともあれば、不意に激痛が走ることもあります。痛みのパターンによって原因はもちろん、治療の仕方なども異なるのです。

“急性の腰痛”か、“慢性の腰痛”かで異なる対応

16

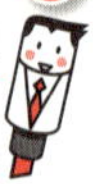

腰痛には、大きく分けて「急性腰痛」と「慢性腰痛」の2つのタイプがあり、どちらのタイプの痛みかによって対応が異なります。

前者の急性腰痛は、突然《とつぜん》、強烈《きょうれつ》な痛みが生じるタイプの腰痛です。振《ふ》り向こうとして急にからだをひねったり、中腰で重いものを持ち上げたり、落としたものを拾おうと前かがみになったり、といったことがきっかけで腰痛が現れます。

この急性腰痛に陥った場合は、「まずは安静」が鉄則です。多くの場合、しばらく安静にしていれば軽快します。しかし、なかには安静にしていても痛みが消えず、腰痛のほかに足のしびれやだるさなどの症状がともなう場合は、「腰部椎間板ヘルニア」（98頁）など、何らかの腰椎の病気

図16 リンク 「急性腰痛」と「慢性腰痛」の特徴

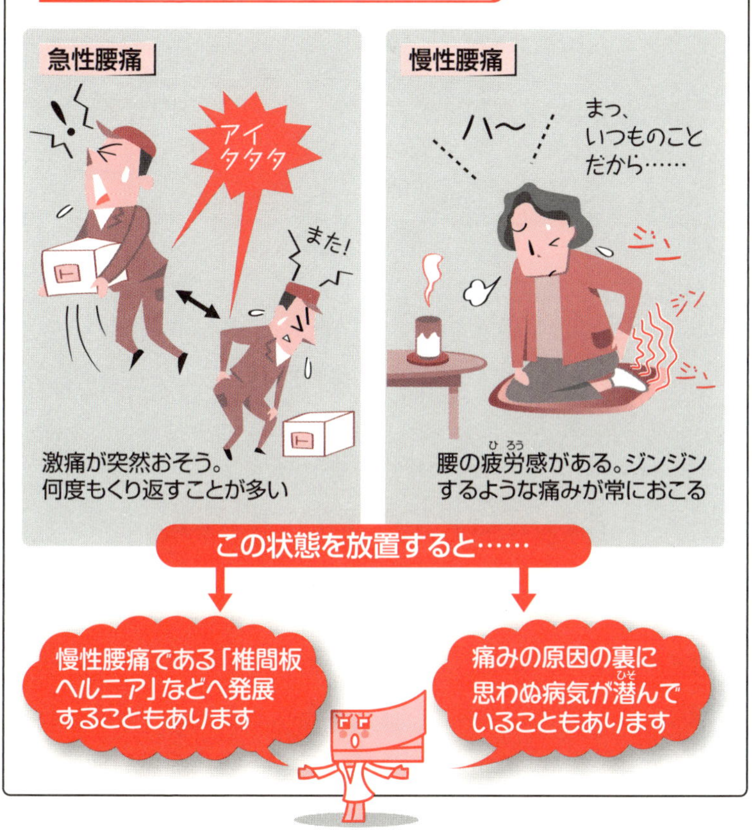
急性腰痛
アイタタタ
また!
激痛が突然おそう。
何度もくり返すことが多い
慢性腰痛
ハ〜
まっ、いつものことだから……
ジン
ジン
ジン
腰の疲労《ひろう》感がある。ジンジンするような痛みが常におこる
この状態を放置すると……
慢性腰痛である「椎間板ヘルニア」などへ発展することもあります
痛みの原因の裏に思わぬ病気が潜《ひそ》んでいることもあります

の可能性が考えられます。整形外科を受診《じゅしん》し、医師の診断を仰《あお》ぐことが大切です。

一方の慢性腰痛は、腰のだるさ、鈍痛が慢性的に続くものです。急性腰痛のように強い痛みではないため、安静の必要はありません。しかし、慢性腰痛の背後には、さまざまな病気が潜んでいることもあります。念のため整形外科を受診し、病気が潜んでいないかどうかを調べてもらいましょう。

急性腰痛の代表格「ぎっくり腰」

急性腰痛を発症する代表的な疾患といえば、俗にいう「ぎっくり腰」。医学的には、「急性腰痛症」という名前で呼ばれています。

不意の動作が引き金となり、瞬間《しゅんかん》的にグキッと激しい痛みが走ります。ひどいときは動けなくなったり、寝返りすることもままならなくなります。

原因には諸説ありますが、一般的には腰椎に急激な力が作用したことによる症状と考えられています。外力により関節が本来曲がる角度以上に曲げられたことで、靭帯《じんたい》や筋《きん》膜《まく》（筋肉を包む膜）が炎症をおこすものと考えられます。

足首の捻挫《ねんざ》なら患部が腫《は》れるので一目瞭然《りょうぜん》ですが、腰椎はからだの内部にあるためわかりにくく、骨には変形が出ないのでレントゲン撮影でも異常はほとんど見つかりません。

また、ほかの腰痛と同様、ぎっくり腰には老化や運動不足による腰椎の損傷、日常生活における筋肉疲労の蓄積《ちくせき》なども関係しています。

図17 リンク 「ぎっくり腰」がおこる原因

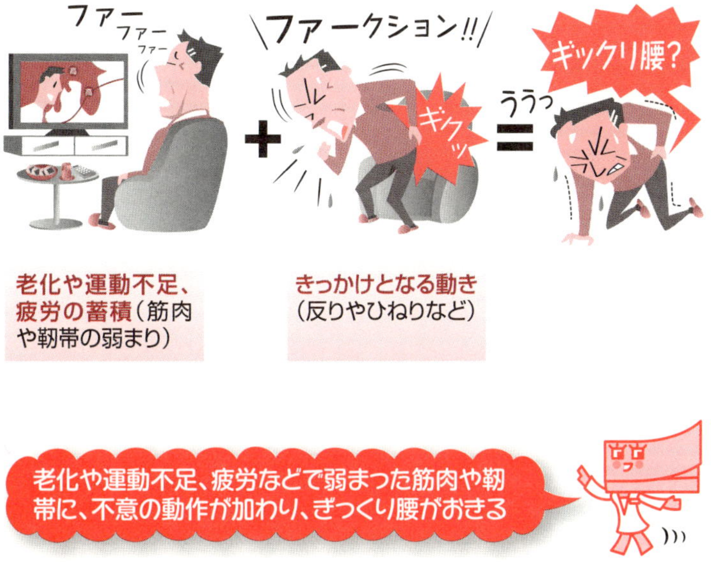
ファー
ファー
ファー
ファークション!!
ギクッ
ううっ
ギックリ腰?
+
=
老化や運動不足、疲労の蓄積（筋肉や靭帯の弱まり）
きっかけとなる動き（反りやひねりなど）
老化や運動不足、疲労などで弱まった筋肉や靭帯に、不意の動作が加わり、ぎっくり腰がおきる

ぎっくり腰は、湿布を貼《は》るなどして数日間安静にしていれば、じょじょに痛みは軽くなっていきますが、治る前に無理して動き出すとかえって悪化しかねません。そして、一度発症すると何度もくり返す傾向《けいこう》があります。「椎間板ヘルニア」も同様のメカニズムで発症し、強い痛みが継続《けいぞく》する場合があります。発症して数日間安静にしていても痛みがおさまらないようなら、医師に詳《くわ》しく診《み》てもらいましょう。

急性の痛みを改善するセルフケア

先に述べましたが、急性腰痛に陥《おちい》った場合は“まず安静”です。

安静の仕方については、横向きに寝る場合はひざと股《こ》関節《かんせつ》を曲げ、エビのように丸くなります。あお向けに寝る場合はひざを立て、その下に枕やクッションを置くか、ひざを立てずにクッションなどを台にして両足を乗せましょう。

横になる場合、からだが沈《しず》み込むほどのフワフワなベッドや布団は、背中とお尻《しり》がくぼむために脊椎のS字カーブがうまく保てず、腰にとってよくありません。背中とお尻がほんの少し沈む程度の硬さのある寝具を選びましょう。

発症直後の痛みには、筋肉の炎症を抑え、緊張をときほぐすために患部を冷やすと効果的です。数日たって痛みが和らいできたら、今度は患部《かんぶ》を温めます。使い捨てカイロを貼る、蒸しタオルをあてるなどの方法がありますが、どのようなやり方にしろ、温めて治すときは低温やけどに十分注意しながら行いましょう。

市販《しはん》の鎮痛剤《ちんつうざい》も有効ですが、副作用などの問題から長期間飲み続けるのは避けたほうが無難です。

図18 リンク 急な痛みに対する応急処置

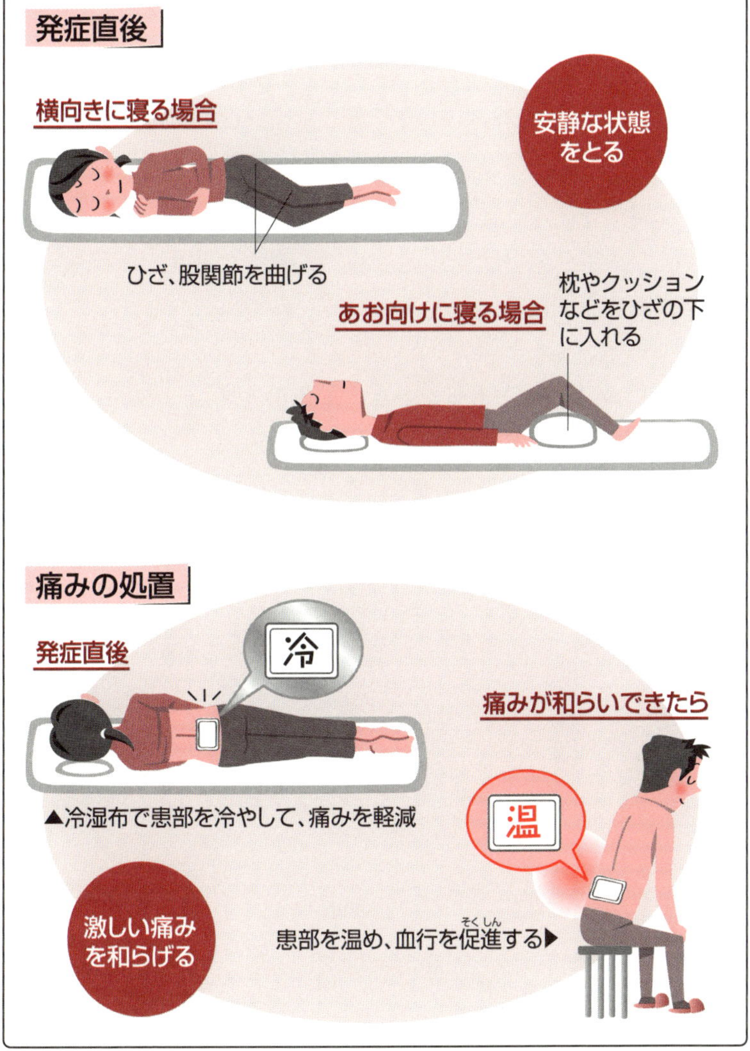
発症直後
横向きに寝る場合
安静な状態をとる
ひざ、股関節を曲げる
あお向けに寝る場合
枕やクッションなどをひざの下に入れる
痛みの処置
発症直後
冷
▲冷湿布で患部を冷やして、痛みを軽減
痛みが和らいできたら
温
激しい痛みを和らげる
患部を温め、血行を促進《そくしん》する▶

急性の痛みがおさまったときの対応

1週間ほどは安静な状態で過ごし、痛みがある程度おさまったら、じょじょに日常的な動作へと戻《もど》していきます。

安静第一とはいえ、痛むことをおそれて寝たままの状態をいつまでも続けていると、筋力が衰え、かえって回復が遅《おく》れてしまいます。

図19 リンク　痛みがおさまったときの動作の注意点

立ち上がるとき

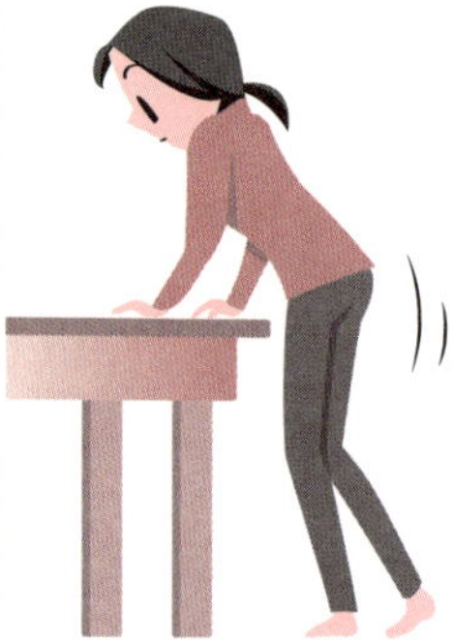

テーブルなど台につかまりながら、ゆっくり立ち上がる

歩くとき

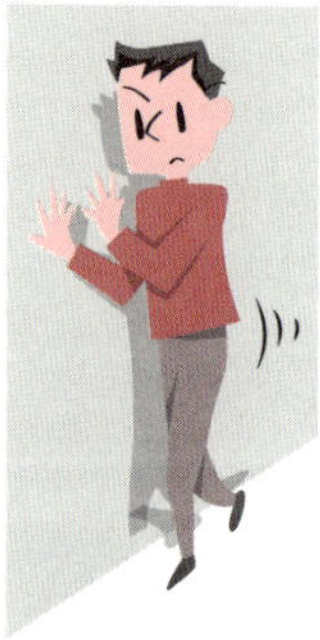

壁や手すりにつかまりながら、ゆっくり歩く

床に座るとき

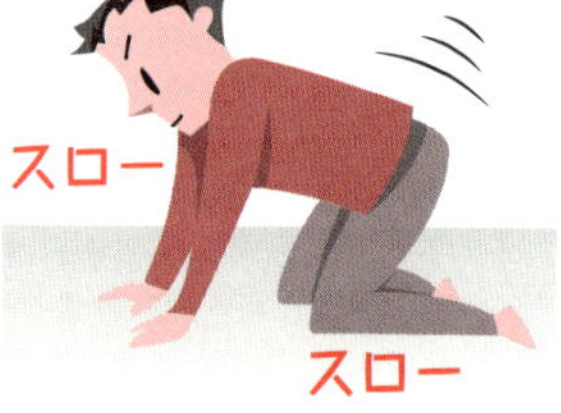

両手を床につき、ゆっくりからだを低くする

立ち上がるときは家具などにつかまり、歩いて移動するときは壁《かべ》や手すりを利用して、無理せずゆっくりと動くようにしましょう。それと同時に、クセとなっている悪い姿勢や動作を改めたり、適度な運動で筋力アップをはかるなど、ぎっくり腰の再発防止にも努めたいものです。

また、1週間程度たっても痛みが引かない場合は、ぎっくり腰ではない可能性もあるので、すみやかに整形外科を受診しましょう。

横になるとき、起き上がるとき

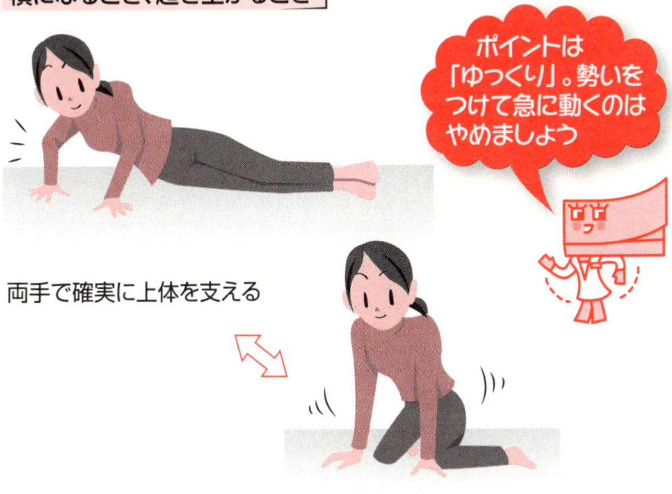
ポイントは
「ゆっくり」。勢いを
つけて急に動くのは
やめましょう
両手で確実に上体を支える

受診の際は「いつから、どこがどう痛むか」「ほかの場所に不快感はないか」「現在ほかにかかっている病気はあるか」といった、さまざまな質問を医師から受けることがあります。そのときになってあわてないように、あらかじめ答えを準備しておくと安心です。

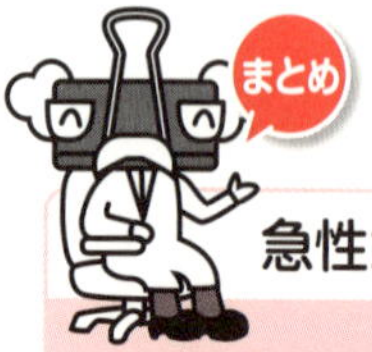

急性か慢性かで異なる腰痛への対応

- からだをひねるなど、ちょっとしたことがきっかけで、突然、強烈な痛みが生じる急性腰痛に対しては、安静が原則
- ぎっくり腰を何度もくり返す、あるいは１週間安静を保っても腰痛が改善されない場合は、ほかの腰椎の病気が考えられるので医《い》療《りょう》機関を受診する
- 急性腰痛が出現した直後は、筋肉の炎症を抑《おさ》えるために患部を冷やし、数日たって痛みが和らいできたら温める
- 背筋や腹筋が衰えないよう、痛みがおさまってきたらできるだけ動くように心がける

Column

コルセットは医師の指導のもと正しく装着を

腰痛に効果的なコルセットの選び方と装着法

腰痛に対する保存的療法のうち、装具療法では不安定な腰椎を固定・維持し、腹圧を高めるためのコルセットが一般的です。

腰痛用コルセットには、プラスチックや金属でつくられた硬性のものや、布などのやわらかい素材でつくられた軟性のものなど、さまざまな種類があります。硬さや長さなど、どのタイプのコルセットを装着するかは、医師の指導に従うようにしましょう。

コルセット装着が適用となる病気には、椎間板ヘルニアや脊椎分離症、腰部脊柱管狭窄症などです。

コルセットを装着するときのポイントは、血流を阻害しないように注意し、適度な圧迫力でしっかり締めることです。腹圧を高めて腰椎の安全性を保つ作用もあるので、最初は圧迫感がありますが、腰椎や腰の筋肉が安定するので痛みを軽減します。

ただし、長い期間装着し続けていると、本来、腰椎を支えるべき腹筋や背筋がどんどん衰えてしまいます。コルセットは、あくまでも筋力を補助するためのもの。ある程度痛みがおさまれば、外す時間を増やし、長期に渡って装着する場合は、必ず医師に相談しましょう。

3 いろいろある 慢性腰痛の原因疾患

痛いというよりも、重苦しい不快感が腰のあたりにまとわりつく慢性《まんせい》腰痛。慢性腰痛をともなう病気はいろいろあります。そのなかから代表的なものをみていきましょう。

慢性腰痛のさまざまな原因

長期にわたって腰痛が続く慢性腰痛は、原因別に①腰に力が加わることや老化、②腰に腫瘍《しゅよう》ができたり、細菌《さいきん》の感染、③骨盤《こつばん》内または腹部の臓器の病気、④精神的ストレス――という4つのグループに分けることができます。

①のグループに含《ふく》まれるのは、腰への衝撃を和らげる椎間板が変性して腰に痛みが出る「腰部椎間板ヘルニア」(98頁《ページ》)、加齢や外力集積による「変形性脊椎症」(80頁)、成長期に生じる、腰椎のつなぎ目におこる疲労骨折ともいうべき「腰椎分離症」(94頁)、「腰椎分離すべり症」(94頁)、加齢にともなって骨の内部がスカスカになり骨折をおこしやすい状態になった「骨粗《こつそ》しょう症《しょう》」(85頁)などです。

②のグループに含まれるのは、脊椎に腫瘍ができた「脊椎腫瘍」、結核菌《けっかくきん》が腰に達して炎症をおこす「脊椎カリエス」、

化膿菌《かのうきん》が血液を通じて脊椎を侵《おか》す「化膿性脊椎炎《かのうせいせきついえん》」など。

③のグループとしては、「*子宮筋腫《しきゅうきんしゅ》」や「*子宮内膜症《しきゅうないまくしょう》」など婦人科系の病気、「*胃潰瘍《いかいよう》」や「*膵炎《すいえん》」など消化器の病気、「*腎盂炎《じんうえん》」や「*尿路結石《にょうろけっせき》」など腎臓《じんぞう》・泌尿器系《ひにょうきけい》の病気、腹部の「大動脈瘤《だいどうみゃくりゅう》」などがあげられます。

④のグループでは、発症や病状の悪化にストレスが関与している「*心身症」「*うつ病」などです。

ところが、慢性腰痛のなかには、からだのどこを調べても原因が見あたらない不思議な腰痛があります。これについては、次項《じこう》で説明します。

病気はないのに腰が痛い「腰痛症」

レントゲン撮影やMRI（磁気共鳴画像法）などの画像検査を行っても病的な変化がみられず、さりとて内科的な病気・異常があるわけでもない。にもかかわらず、腰に漠然《ばくぜん》とした痛みや不快感が、強くなったり弱くなったりをくり返しながら長く続く――。このような原因不明の腰痛をひとまとめにして「腰痛症」といいます。

腰痛を訴《うった》える人の多くは、この腰痛症であるといわれています。それにしても、腰に病的な変化がないなど原因が見あたらないのに、どうして腰に痛みが生じるのでしょうか。

その理由は、①腰を支える腹筋や背筋の筋力が運動不足や老化により弱いことや、脊柱のＳ字カーブを崩す悪い姿勢を続ける。②仕事で重い荷物を持つ機会が多く腰に負担を掛け続ける。③過激なスポーツをして腰に疲労を溜める。などの習慣的に腰を酷使する結果、痛みが生じるのではないかと考えられています。

さらに、筋肉を覆《おお》う筋膜に生じた炎症が腰の神経を刺激して痛みをおこしているものや、近年では精神的なストレスも腰痛症に関与しているのではないかと考えられています。

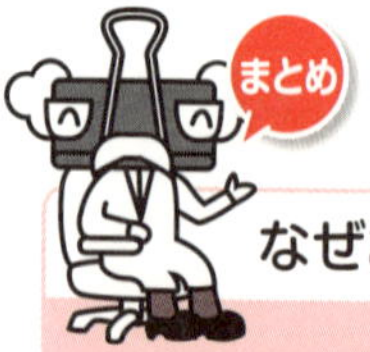

なぜおきる、慢性腰痛

- 慢性腰痛の原因疾患としては、腰部椎間板ヘルニアや変形性脊椎症など、さまざまな脊椎の病気がある
- 子宮筋腫など腹部臓器の病気、あるいは精神的なストレスから、慢性腰痛をきたすケースも多い
- 脊椎に病的な変化はなく、かつ内科的な病気もないのに、腰に漠然とした痛みや不快感があるものを腰痛症という
- 腰痛症の原因としては、腰部の疲労蓄積などがあげられている

腰に痛みが発生するメカニズムと腰痛にともなう脚の痛み・しびれ

東京都済生会中央病院
整形外科部長 **柳本 繁**

痛みというシグナルを伝達する坐《ざ》骨《こつ》神経

腰痛がもとで、脚の“しびれ”を感じることがあります。しびれは、痛みとは異なる不快感です。しびれを感じやすい場所は、お尻・太もも・ふくらはぎ・すね・足首・足の甲・足の裏・足の指など脚全体に及びますが、これらは“坐《ざ》骨《こつ》神経の通り道”と表現することもできます。

坐骨神経とは、からだの中を走っている神経の1つです。人体のなかでもっとも太くて長い神経であり、いちばん太い部分では親指くらいで、長さは1mほどもあります。そんな神経が枝分かれして、足腰の関節や筋などに張り巡《めぐ》らされているのです。

坐骨神経は“末梢《まっしょう》神経”という種類に分類される神経ですが、役割はいわゆる電話線のようなもの。脳から発信された指令を手や足に伝え、手足が受けた刺激を脳に連絡するといったはたらきがあります。

人間は神経を圧迫《あっぱく》されると痛みを感じます。そのとき「神経が圧迫された」という情報が坐骨神経から脊髄へ伝わり、さらに脳へ伝えられて初めて「痛い!」と認識します。そして、今度はその情報が脳から脊髄、坐骨神経へと伝えられることにより、患部の筋肉や血管が緊張・収縮をおこすのです。腰痛になると、腰の筋肉がこったり張ったりする感覚になるのは、この緊張のためというわけです。

腰椎と脚の痛みは密接に結びついている

坐骨神経のルートは、腰椎から出てお尻・太ももの裏・ひざの裏・足首・足の指先までたどることができます。大まかには“腰から足先まで伸びている”と考えていいでしょう。そのため、背骨や腰付近の神経に異変がおきると、ときには患部でない部分にまで痛みを伝えてしまいます。腰椎で発生した痛みが、神経を伝わっていくことで脚の痛みやしびれとなって現れるのは、このようなメカニズムによるものです。坐骨神経に沿って痛みが走る症状のことを、一般的に「坐骨神経痛」といいます。

坐骨神経痛は、腰椎のどの部分を圧迫しているかによって、痛みの現れる場所が異なります。腰椎の箇所と連動する脚部分が連動決まっているからです。つまり、お尻・太もも・ふくらはぎ・すね・足首・足の甲・足の裏・足の指のいずれかの場所に坐骨神経痛の症状が現れた場合、腰椎の何番目が障害を受けているか推察することが可能なのです。

坐骨神経痛のためのセルフチェック

坐骨神経痛が原因である脚のしびれは、現れる症状ごとに重症度を自己診断することができます。重症度が低い順から、①腰痛のみ、②腰痛よりも脚のしびれがきつい、③脚はしびれだけでなく、力が入りにくい、④感覚がまひしてきた――という症状です。

神経根（脊髄から神経が枝分かれしていく部分枝分かれしていく部分）の障害であれば、時間の経過とともに回復することも多いのですが、脊髄の末端《まったん》に続く馬尾《ばび》神経（37頁）まで圧迫されると、さまざまな神経障害を引き起こしかねません。しかも、重症度が高いほど改善するのに時間がかかり、自然に治すことが難しく、そのまま放置すれば手術をしても症状が残ることが少なくないのです。坐骨神経への障害を早期発見するためには、軽度の自覚症状にどう気づくかが重要です。そこで、次にあるセルフチェックを行ってみましょう。

- □ お尻や太ももの後ろ部分に痛みを感じる
- □ お尻から足の裏にかけて痛みを感じる
- □ 腰痛が長く続いている
- □ 荷物を持ったときにお尻が痛む
- □ くしゃみや咳《せき》をしたときに、腰の背部が痛む
- □ ときどき脚がしびれる
- □ 脚の感覚が鈍《にぶ》く、歩きづらい
- □ 脚が冷えると、痛みが強くなる

坐骨神経痛によって現れる症状は、痛みだけではありません。正しい知識をもち、坐骨神経痛のサインを見逃さないようにしましょう。そして、自覚症状に気づいたら、すみやかに専門機関で検査を行ってください。

4 トラブル 加齢がかかわる 脊《せき》椎《つい》のトラブル

脊椎が変形して腰痛を招く「変形性脊椎症」、骨がもろくなる「骨粗しょう症」。いずれも高齢者に多くみられます。おのおのの病気の特徴や治療法、予防策について説明します。

脊椎の老化現象「変形性脊椎症」

脊椎《せきつい》は、椎骨《ついこつ》の連なりによって構成されています。その椎骨間の関節がしなやかに動くことで、背中や腰を自由に曲げ伸ばすことができるのです。

関節は表面を弾力性のある軟骨で覆われていますが、加齢によって軟骨がすり減り硬くなると、関節どうしがうまくかみ合わなくなって、痛みなどの自覚症状が現れます。

また、椎骨と椎骨のあいだにはクッション材としての役割がある“椎間板《ついかんばん》”がはさまれていますが、この椎間板も加齢によって弾力性が失われ、じょじょにつぶれてきたり、元の位置からずれたりします。すると、椎間板に接している椎骨の表面に余計な力が加わり、かどの部分に“骨棘《こっきょく》”といわれるトゲのような出っぱりができることがあります。このトゲの部分が神経を刺激したり圧迫することで、痛み

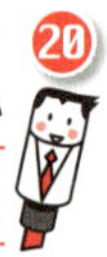

図20 リンク 椎骨表面がトゲ状になる「変形性脊椎症」

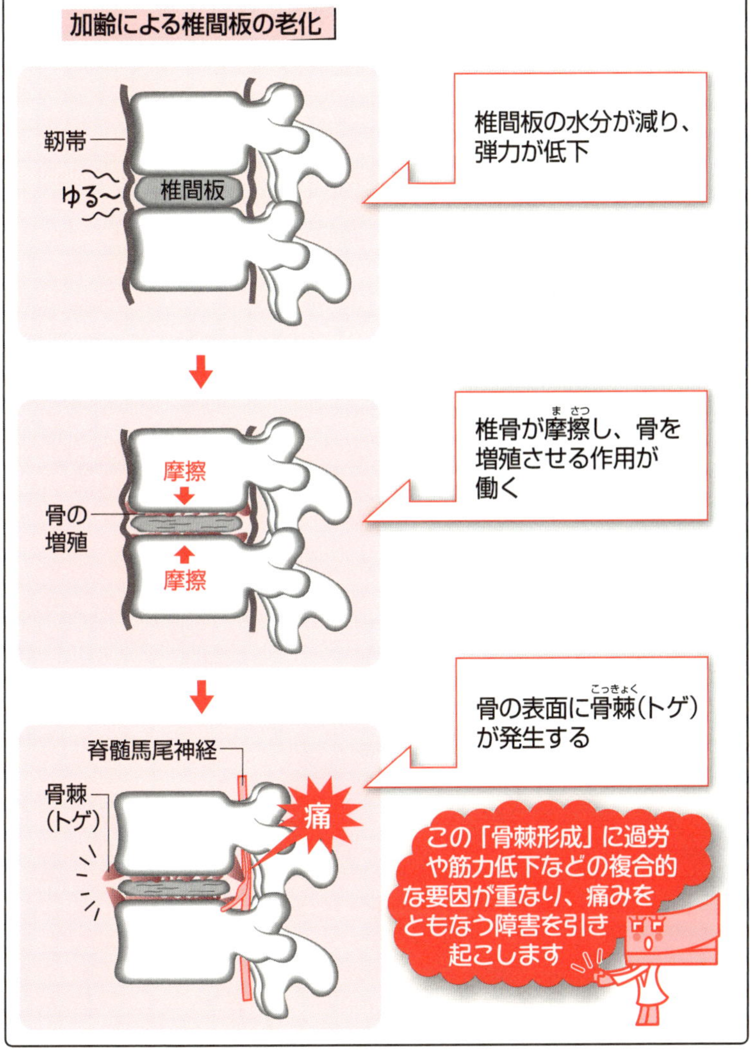
加齢による椎間板の老化
靭帯
ゆる〜
椎間板
椎間板の水分が減り、弾力が低下
摩擦
骨の増殖
摩擦
椎骨が摩擦《まさつ》し、骨を増殖させる作用が働く
脊髄馬尾神経
骨棘（トゲ）
痛
骨の表面に骨棘《こっきょく》（トゲ）が発生する
この「骨棘形成」に過労や筋力低下などの複合的な要因が重なり、痛みをともなう障害を引き起こしますやしびれなどが引き起こされるのです。このように骨自体が変形することで生じる症状を「変形性脊椎症」といいます。

骨棘をはじめとする骨の変形は、レントゲン撮影によって発見できますが、画像確認されたからといって腰痛の原因が必ずしも“骨の変形にある”とは限りません。

実際、かなり骨棘が進んでいるケースでも、痛みをまったく感じない人もいます。変形した場所によって、神経を刺激しないことがあるからです。

逆に、変形部分が脊髄を圧迫している場合、手足のしびれやけいれんなど、日常生活に困難が生じるほどの症状が出ることもあります。

変形性脊椎症の特徴

変形性脊椎症のおもな原因は、加齢にともなう生理的な

▶変形性脊椎症の発症頻度とおもな症状

<table>
<tr><th>年齢</th><th>頻度</th><th>おもな症状</th></tr>
<tr><td>45歳以上～</td><td>低</td><td rowspan="3">●からだの弯曲
●腰のだるさや鈍痛（起床時や長時間同じ姿勢をとったときなど）
［神経根が圧迫された場合］
●脚のしびれ、知覚障害など</td></tr>
<tr><td>65歳以上～</td><td>中</td></tr>
<tr><td>90歳以上</td><td>高</td></tr>
</table>

骨の変形です。高齢者では、進行具合に個人差はあるものの、ほとんどの人にこの症状がみられます。若年層が変形性脊椎症になるのは、腰に過度な負担がかかる職業の人や、激しいスポーツを行っている場合です。

変形性脊椎症のおもな症状は、腰のだるさや鈍痛。発症直後には、立ち上がったり歩き出したりしたときに痛みが走りますが、そのまま動いていれば自然と痛みもおさまっていきます。

ただし、骨の変形が進んで神経根《しんけいこん》（脊髄から神経が枝分かれしていく部分）が圧迫されると、脚のしびれや知覚障害、筋力の低下などを招くことがあります。さらに、起床時や同じ姿勢を長時間とったときに痛みが強く出るのも特徴です。

こうした症状と骨の変形の程度は必ずしも関係するとは限らず、骨が変形していても痛みがないケースも多くあります。

どう治す？　変形性脊椎症

現代の医学では、治療で変形した骨を元の状態に戻すことはできません。変形性脊椎症の治療が目指すところは、“日常生活に支障をきたさないように痛みを軽減する”、ということになります。

治療の具体的な内容についてですが、まず姿勢を正すことや、同じ姿勢を長時間続けないようにするなどの、生活上の注意点が医師から伝えられます。そして、①痛みを軽減する消炎剤や鎮痛剤を投与する「薬物療法」、②正しい姿勢の維持《いじ》や腰の負担を軽減するコルセットなどを装着する「装具療法」、③患部を温めて痛みを和らげる「温熱療法」、腹筋や背筋を強くする「運動療法」といった保存的治療を症状に合わせて行っていきます。

図21 リンク 基本的な保存療法

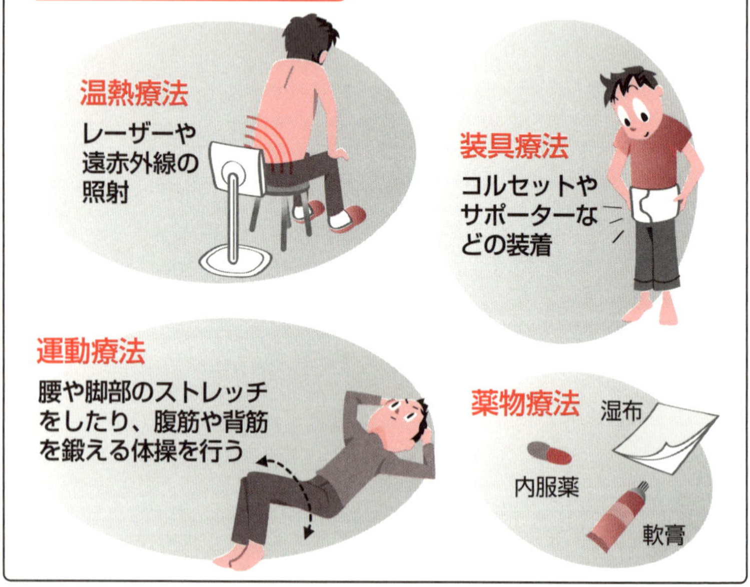
温熱療法
レーザーや遠赤外線の照射
装具療法
コルセットやサポーターなどの装着
運動療法
腰や脚部のストレッチをしたり、腹筋や背筋を鍛える体操を行う
薬物療法
湿布
内服薬
軟膏

なお、コルセットの装着は、長時間使用を続けると筋肉が弱ってしまいます。コルセットに頼りすぎず、痛みが軽くなってきたら少しずつ緩めるなど、使用を最小限に抑えることが大切です。

そして、症状の改善状況をみながら、運動療法を行います。無理しない範囲でからだを動かし、筋力や柔軟性を高めるように心がけましょう。

骨がすかすかになる 骨粗《こつそ》しょう症《しょう》で圧迫骨折

本来、骨の中には骨を強くするカルシウムやリンなどのミネラル、いわゆる「骨塩《こつえん》」が詰まっています。この骨塩の量が減少して骨がスカスカになり、骨折をおこしやすくなった状態を「骨粗しょう症」といいます。

次頁 22

骨粗しょう症になると、つまずいたり、手をついたりしただけで骨折をしてしまうことがあります。また、脊椎（背骨）に至っては、くしゃみや自分の体重で骨がつぶれてしまう「圧迫骨折」を起こすこともあります。

なぜそれほどにまで骨がもろくなってしまうのでしょうか。

そもそも骨では、古い骨を破壊《はかい》する（「骨吸収」という）“破骨《はこつ》細胞”と、新しい骨を形成する“骨芽《こつが》細胞”の2つの

図22 リンク 骨粗しょう症で骨折しやすい場所

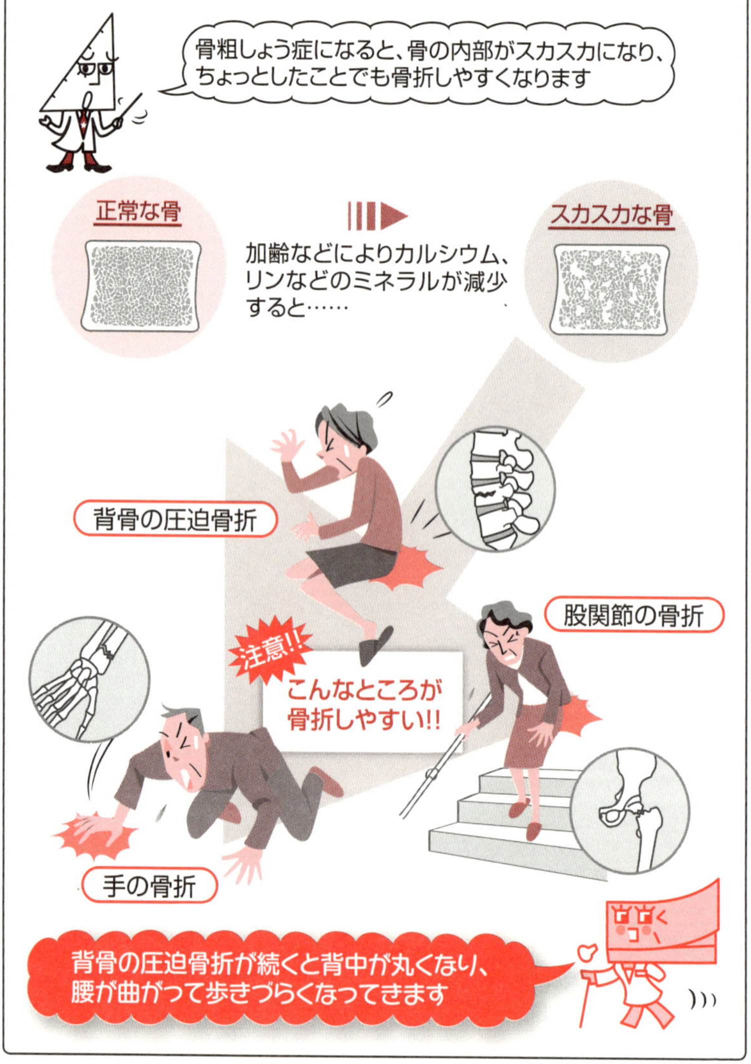
骨粗しょう症になると、骨の内部がスカスカになり、ちょっとしたことでも骨折しやすくなります
正常な骨
加齢などによりカルシウム、リンなどのミネラルが減少すると……
スカスカな骨
背骨の圧迫骨折
股関節の骨折
注意!!
こんなところが骨折しやすい!!
手の骨折
背骨の圧迫骨折が続くと背中が丸くなり、腰が曲がって歩きづらくなってきます細胞グループがバランスよく働いています。この破骨細胞と骨芽細胞のやりとりによって、骨は新旧入れ替え（新陳《しんちん》代謝《たいしゃ》）をしているのです。

ところが、加齢とともに新陳代謝のバランスが崩れると、骨を形成する力が低下してきます。加えて、**加齢にともなって腸の栄養素を吸収する力も弱まってくるため、丈夫な骨を作るのに必要なカルシウムを十分体内に吸収することができなくなります。結果、骨塩量が減少して、骨粗しょう症に陥ってしまうのです**（「老人性骨粗しょう症」という）。

また、女性ホルモンは骨吸収の過剰な進行をセーブするように働いていますが、女性が閉経期を迎えると、この女性ホルモンの分泌が止まり、骨吸収が盛んになってしまいます。すると急激に骨塩が減少し、骨粗しょう症になるケースが少なくありません。これを「閉経後骨粗しょう症」といいます。

このほか、骨粗しょう症の発症を促す要因としては、カルシウムの摂取不足、腸からカルシウムの吸収を促すビタミンDの不足、過度の飲酒、喫煙などがあげられます。

骨粗しょう症の基本治療

骨粗鬆症の治療に対しては、薬物療法や生活改善指導などにより、骨塩の減少を抑えて骨折を起こしにくくし、患者さんの QOL(生活の質)の維持・改善を目指します。

骨粗しょう症を治療する薬としては、カルシウム製剤をはじめ、閉経した女性の骨塩量が減少するのを防ぐ女性ホルモン製剤、骨吸収を抑えるための薬「ビスホスフォネート製剤」「SERM(選択的エストロゲン受容体モジュレーター)」、カルシウムの吸収を促す「ビタミンD製剤」などが用いられています。

また、脊椎の圧迫骨折によって腰や背中に痛みがある場合は、その痛みを軽減する薬「カルシトニン製剤」を注射することがあります。

骨粗しょう症による骨折に対しては、基本的には入院をして、骨がくっつく(骨癒合《ゆごう》)まで、安静を保ち経過観察をしていきますが、骨がくっつかない場合は、手術による治療が検討されます。

また、圧迫骨折を起こした場合は、皮膚《ひふ》を少し切開して、つぶれた脊椎の中に*骨セメントを注入し、変形している脊椎を整え直す「経皮的椎体形成術《けいひてきついたいけいせいじゅつ》」という手術を行うことがあります。

生活改善の指導としては、まず食生活が取り上げられます。骨に必要な栄養成分であるカルシウムやビタミンDが豊富な食品を積極的にとることがすすめられます。また、適度な運動、日光浴などの指導も行われます。適度な運動は、骨に負荷を与えて骨を丈夫にします。また、日光浴は皮膚でビタミンDが合成されるのを促《うなが》すとされています。

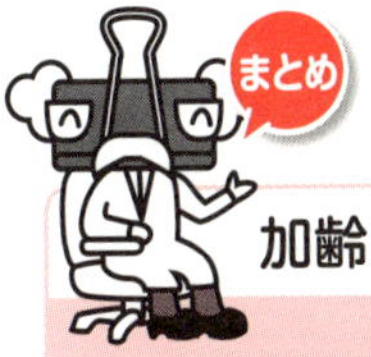

加齢にともなって増えてくる脊椎の異常

■高齢者に多くみられる「変形性脊椎症」は、脊椎の椎骨と椎骨のあいだでクッション材的な役割を果たす椎間板の弾力性が失われるなどしておこる病気

■変形性脊椎症では、骨の変形が進んで神経根が圧迫されると、脚のしびれや知覚障害、筋力の低下などを招くこともある

■変形性脊椎症に対しては、鎮痛剤など痛みを軽減する薬物療法をはじめ、温熱療法や運動療法、装具療法など、保存的治療が行われる

■骨粗しょう症で圧迫骨折により、腰や背中に痛みが生じないよう、骨を作るカルシウムやカルシウムの吸収を促すビタミンDを積極的にとる、といった対応が必要

5 中高年男性、スポーツマンに多い脊《せき》椎《つい》のトラブル

脊柱管が狭《せま》くなり神経を圧迫しておこる「腰部《ようぶ》脊柱管狭窄症《せきちゅうかんきょうさくしょう》」、スポーツの疲労骨折などが原因の「腰椎変性すべり症・腰椎分離症」。いずれも治療はコルセットの装着が効果的です。

歩くと痛み、止まると消える「腰部脊柱管狭窄症」

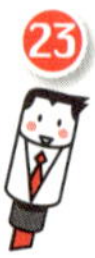

背骨を構成する椎骨の中央、空洞になった部分は“脊柱管”と呼ばれ、中には脊髄《せきずい》や馬尾《ばび》などの重要な神経が通っています。つまり、脊柱管とは“神経の通路”なのです。

腰椎の脊柱管が何らかの原因で狭くなり、中を通る神経が圧迫されて腰痛や脚のしびれなどさまざまな症状が出てくるのが「腰部脊柱管狭窄症」という病気です。

この病気はあらゆる年代で発症しますが、とくに50～60代の男性に多くみられます。また、腰部脊柱管狭窄症の特徴的な症状として「間欠跛行《かんけつはこう》」があります。

間欠跛行とは、歩行などで下肢に負荷がかかると、しだいにしびれや痛みを感じ、しかし、一時休憩することにより症状が軽減し、再び運動が可能となる障害です。

図23 リンク 脊柱管が狭くなって起こる「腰部脊柱管狭窄症」

腰椎を上から見たもの

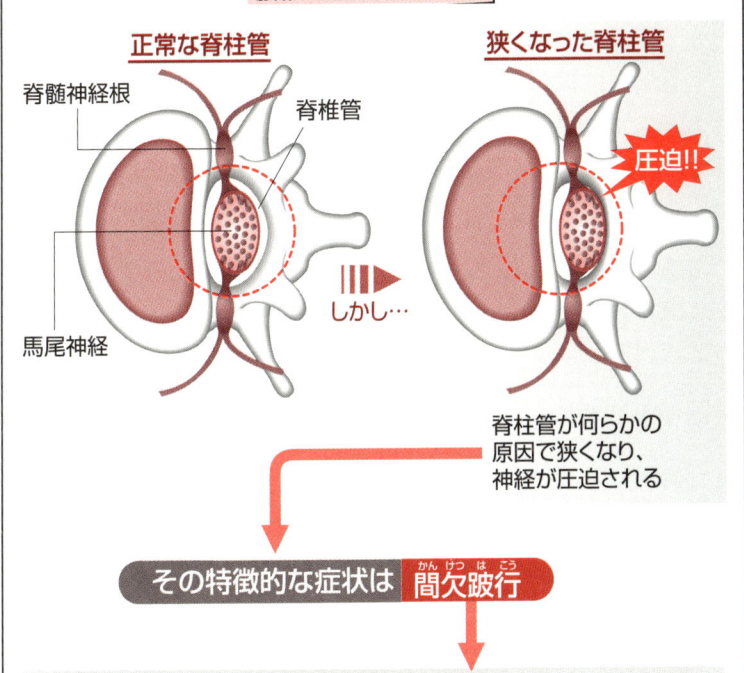

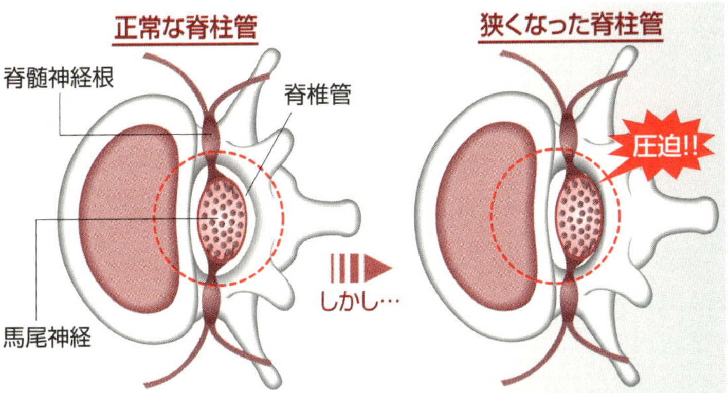
正常な脊柱管
脊髄神経根
脊椎管
馬尾神経
しかし…
狭くなった脊柱管
圧迫!!

脊柱管が何らかの原因で狭くなり、神経が圧迫される

その特徴的な症状は 間《かん》欠《けつ》跛《は》行《こう》

間欠跛行とは……

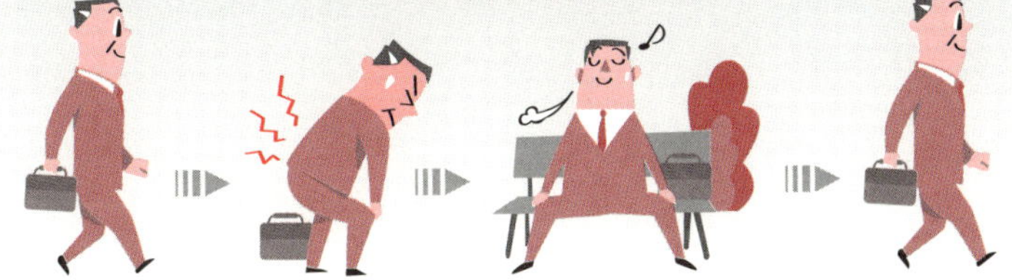

歩き始めは、しびれや痛みの症状は軽い

歩くと、症状が強くなる

しばらく休むと、症状は消える

再び歩くことができるようになる

脊柱管が狭くなる原因と症状の改善点

先に述べたとおり、腰部脊柱管狭窄症は、腰部の脊柱管が狭くなったために、腰痛などさまざまな症状が現れるのですが、ではなぜ、脊柱管が狭くなってしまうのでしょうか。

腰部脊柱管狭窄症になる患者さんには、生まれつき脊柱管が狭い人もいますが、大部分は後天性すなわち、加齢により「変形性脊椎症」（80頁）を生じたり、腰椎がずれてしまう「腰椎すべり症」（94頁）などに陥ったりして、脊柱管を狭窄《きょうさく》させてしまうのです。

腰部脊柱管狭窄症を改善するには

腰部脊柱管狭窄症を患《わずら》うと、腰をかがめるような姿勢をとることが多くなります。これは、前傾姿勢になると脊柱管が広くなって神経への圧迫が緩み、少しはラクに感じるからです。逆に、背中を反らせたり、立って腰を伸ばした状態では脊柱管がより狭くなり、症状が出やすくなります。

神経を圧迫するような動作や姿勢を避けるためには、歩くときに杖をついたり、手押し車（カート）を押したり、自転車に乗ったりと、できるだけ前傾《ぜんけい》姿勢がとれるものを利用しましょう。

また、就寝の際はあお向けで寝ると腰が反るので、ひざの下にバスタオルなどを入れ、痛みの少ないラクな姿勢で横になりましょう。こうすることで適度にひざが曲がり、腰の反りを小さくすることができます。

症状が軽い場合は、姿勢の改善と日常生活での工夫、適度な運動を心がけることで症状は改善していきます。

必要に応じて、腰を少し曲げた状態で固定する「屈曲位《くっきょくい》（背屈制限）コルセット」の使用や、ホットパックを用いた温熱療法、消炎鎮痛薬や血流改善薬などの服用も併せて行います。

また、痛みが強い場合は、神経ブロック（硬膜《こうまく》外ブロック・神経根ブロック）によって痛みの伝達を遮断《しゃだん》することも可能です。

ここまで述べてきた療法を行っても症状の改善がみられ

▶腰部脊柱管狭窄症による神経圧迫を緩和する「前傾姿勢」

前傾姿勢になる日常生活の工夫

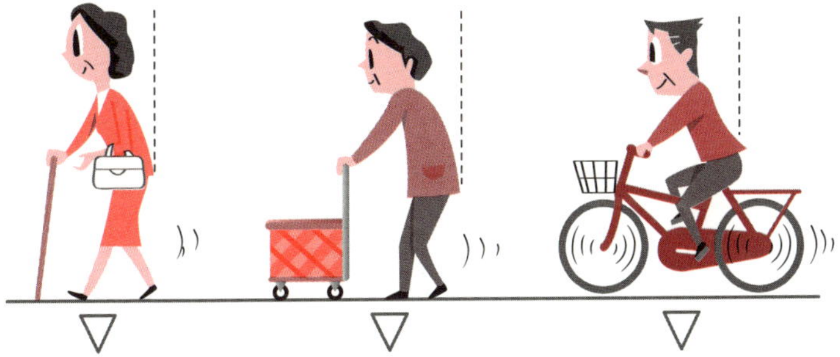

杖をついて歩く

移動のときは
手押し車を使う

自転車に乗る

ない場合は、「*開窓術《かいそうじゅつ》」「*椎弓切除《ついきゅうせつじょ》術」「脊柱管拡大術」といった手術療法で、脊柱管が狭くなっている部分を切除し、神経への圧迫を取り除くことが検討されます。

若年層・スポーツマンに多い「腰椎分離症」「腰椎分離すべり症」

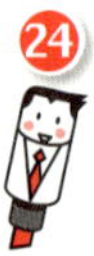

腰椎の後ろ半分は椎弓といって、リング状の構造をしています。

この椎弓の部分が成長期に、過度の運動によって度重なる負荷を受けると、疲労骨折をおこし、最後には骨が分離してしまいます。これを「腰椎分離症」といいます。腰椎分離症は、第4・5腰椎でもっとも多くおこるといわれています。

しかし、腰椎分離のある人すべてに、自覚症状が出るわけではありません。この状態でさらに腰への負荷が加えられると、「腰が疲れる」「腰が重い」といった鈍痛のような不快感を覚えるようになるのです。

腰椎分離症は、10代までの若年層に比較的多くみられます。ケガのように直接何かが原因となるわけではなく、スポーツの練習などで、くり返して腰椎を反らしたりまわしたりすることが原因です。また、一般の成人でも5%程度の人に腰椎分離症はみられますが、スポーツ選手ではさらに多くの人が腰椎分離症になっています。

図24 リンク　若年層に多い「腰椎分離症」「腰椎分離すべり症」

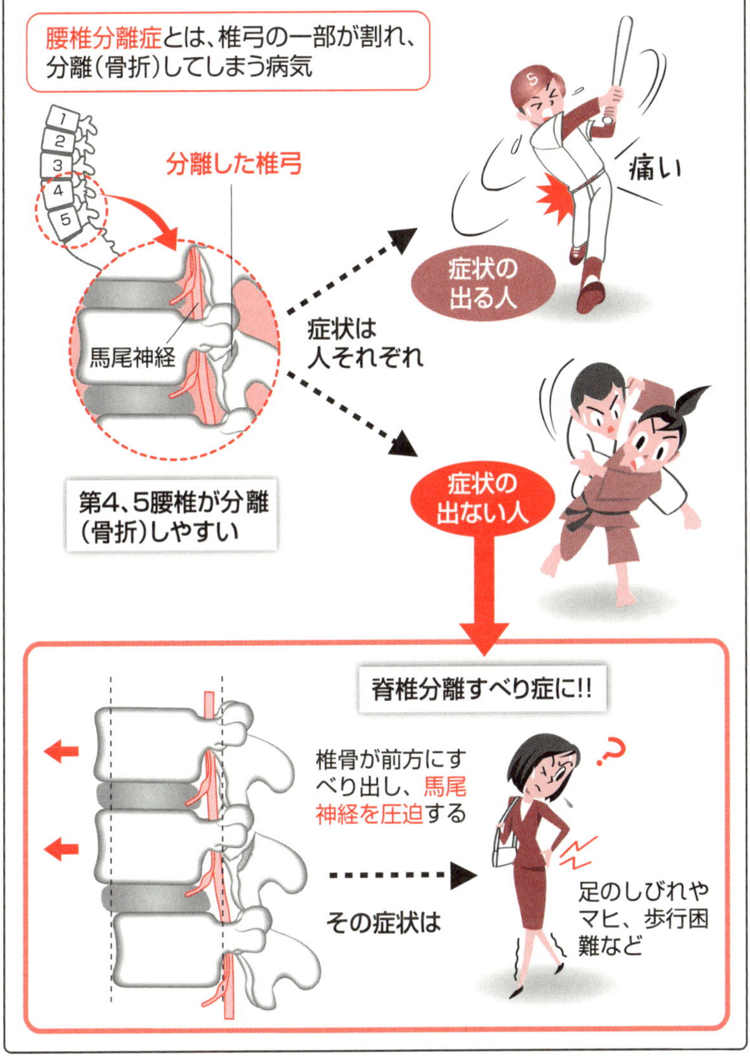
腰椎分離症とは、椎弓の一部が割れ、
分離(骨折)してしまう病気
1
2
3
4
5
分離した椎弓
馬尾神経
第4、5腰椎が分離
(骨折)しやすい
症状は
人それぞれ
痛い
S
症状の
出る人
症状の
出ない人
脊椎分離すべり症に!!
椎骨が前方にす
べり出し、馬尾
神経を圧迫する
その症状は
足のしびれや
マヒ、歩行困
難など

腰椎分離症を予防するには、運動時間を１日２時間程度とし、週に１～２日は疲労回復のための休養日とすることをおすすめします。

初期段階で発見して適切な治療を行えば、数カ月ほどで回復が見込まれる腰椎分離症ですが、治療をおこたって放置し、加齢などによる椎間板の変性が加わるとさらに進行して「腰椎分離すべり症」を発症することがあります。

腰椎分離すべり症は、上下の椎骨の安定性が破《は》綻《たん》し、椎骨が前後へすべり出した状態です。程度によっては神経の通っている脊柱管を変形させ、その中を通る神経根や馬尾が圧迫されて、腰痛だけでなく脚のしびれや足指のまひ、歩行困難などを引き起こす可能性もあるのです。

腰椎分離症・腰椎分離すべり症の治療法

自覚症状があるときは、激しい運動をしばらく中止して安静を保ちましょう。コルセットで腰を支え、動きを制限することも痛みの対処としては効果的です。

強い痛みに対しては消炎鎮痛剤を使います。お尻や脚にしびれがある場合は、筋肉の動きをやわらげる筋弛緩剤や血行を促す末梢血管拡張薬を服用することもあります。

痛みが落ち着いてきたら、腹筋や背筋を強化する体操など運動療法（203頁）を少しずつ実践《じっせん》していきましょう。正しい姿勢や動作を心がけることも大切です。

保存療法を行っても症状が改善されない場合は、手術が検討されます。不安定な椎骨を特殊な器具で固定する「椎骨固定術」が一般的です。

腰椎分離症はおもに10代でおこりますが、それが原因でじょじょに腰椎すべり症に進行していく場合があります。

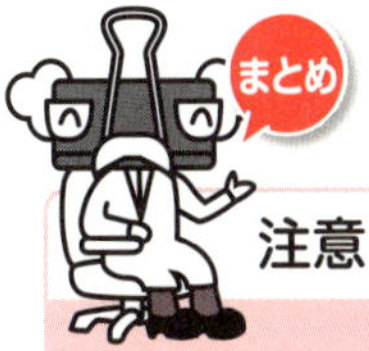

注意したい、そのほかの腰痛と要因

■腰部脊柱管狭窄《きょうさく》症は、何らかの原因で腰椎の脊柱管が狭くなり、その中を通る神経が圧迫されて腰痛やしびれなどの症状が現れる病気

■腰部脊柱管狭窄症は50～60代の男性に多くみられ、間欠《かんけつ》跛《は》行《こう》が特徴的な症状として知られている

■生来、脊柱管が狭い例もあるが、大部分は加齢による変形性脊椎症などが加わることで腰部脊柱管狭窄症になる

■腰椎分離症・腰椎分離すべり症はスポーツマンに多くみられ、症状があるときは運動を中止して安静を保つことが重要

ヘルニア

6 20～40代に多い脊椎のトラブル

働き盛りの年代におこりやすい「椎間板ヘルニア」。症状を放置すれば日常生活に支障をきたすほど悪化することも。早期の診断・治療が求められます。

「腰部椎間板ヘルニア」とは？

腰痛を引き起こす代表的な病気の１つである椎間板ヘルニア――。椎間板とは、椎体と椎体のあいだにあり、外部からの衝撃を和らげるクッションの役割を果たしている組織です。水分の多いゼラチン状の髄核《ずいかく》が、線維輪という結合組織に包まれるかたちで構成されています。

25

椎間板ヘルニアとは、椎間板の表面を覆《おお》う線維輪に亀《き》裂《れつ》が生じ、そこから中身の髄核が飛び出した状態を指します。飛び出した髄核がそばを通っている神経根に触れると、その刺激を受けて腰から脚に痛み（おもに坐骨神経痛）が生じるのです。

椎間板に亀裂が入るおもな原因は、生まれつきの体質と老化です。からだを動かして背中や腰を使うたびに、椎間板には驚くほどの負荷がかかります。日々酷使《こくし》されている椎間板は、ほかの組織よりも消耗《しょうもう》が早く、髄核は20代から、線維輪は30代から老化が始まります。

老化がおこると線維輪の弾力《だんりょく》が失われ、椎間板の表面に小さな亀裂が生じてきます。そんな状態で腰への負担

図25 リンク 「椎間板ヘルニア」のしくみ

椎間板は加齢による変性や圧迫などによって、髄核をとりまく線維輪に亀裂が入り、髄核は外に飛び出しやすくなる

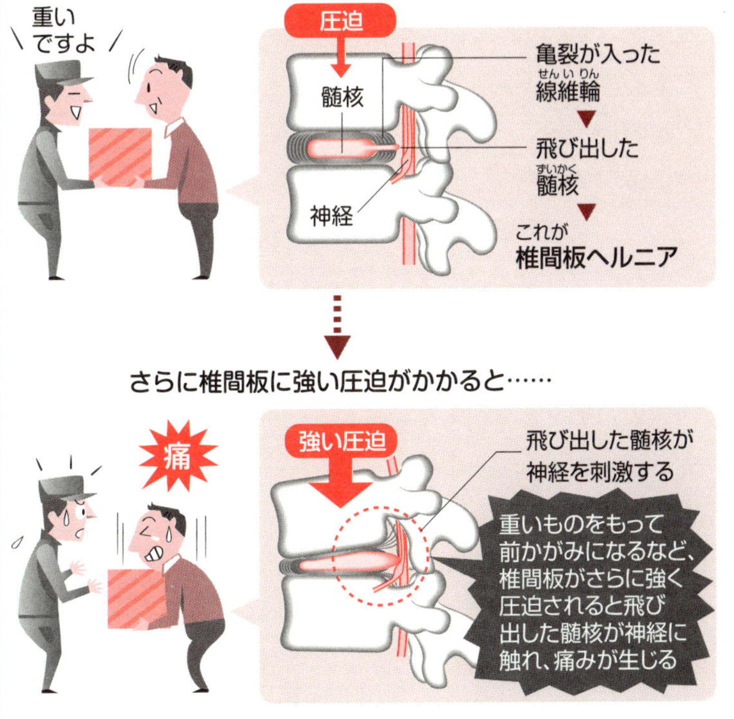
重いですよ
圧迫
髄核
神経
亀裂が入った線維輪《せんいりん》
飛び出した髄核《ずいかく》
これが椎間板ヘルニア
さらに椎間板に強い圧迫がかかると……
痛
強い圧迫
飛び出した髄核が神経を刺激する
重いものをもって前かがみになるなど、椎間板がさらに強く圧迫されると飛び出した髄核が神経に触れ、痛みが生じる

が大きい動作や姿勢を長時間続けると、圧迫された椎間板の中の髄核が、線維輪に生じた亀裂から押し出されるように飛び出してしまうのです。

腰部椎間板ヘルニアの特徴《とくちょう》的な症状

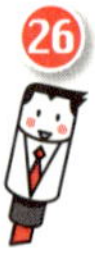

腰のトラブルで、多くみられる椎間板ヘルニア。おもな原因は“椎間板の老化現象”ですが、かならずしも高齢者に多くみられる病気というわけではありません。

椎間板ヘルニアは20～40代までの働き盛り、とくに男性に多いのが特徴。これは椎間板の老化が早く始まることや、仕事上で腰に負担をかける場合が多いこと、若い人の髄核は弾力があって外へ飛び出しやすいことなどが影響します。

椎間板ヘルニアの痛みには、腰だけでなくお尻《しり》や脚にまで痛みが広がるという特徴があります。椎間板ヘルニアの大半は、第４または第５腰椎でおこっています。痛みが広がるのは、そこから伸びる坐骨神経（末梢神経）がお尻の周辺、大腿部を通り足先まで伸びているからです。

多くの場合、左右どちらかの脚に痛みが生じます。くしゃみや咳《せき》をした拍子《ひょうし》などに、太ももから足先まで坐骨神経に沿って痛みが走るのです。これらの症状を統合して

図26 リンク　働き盛りに多い「椎間板ヘルニア」

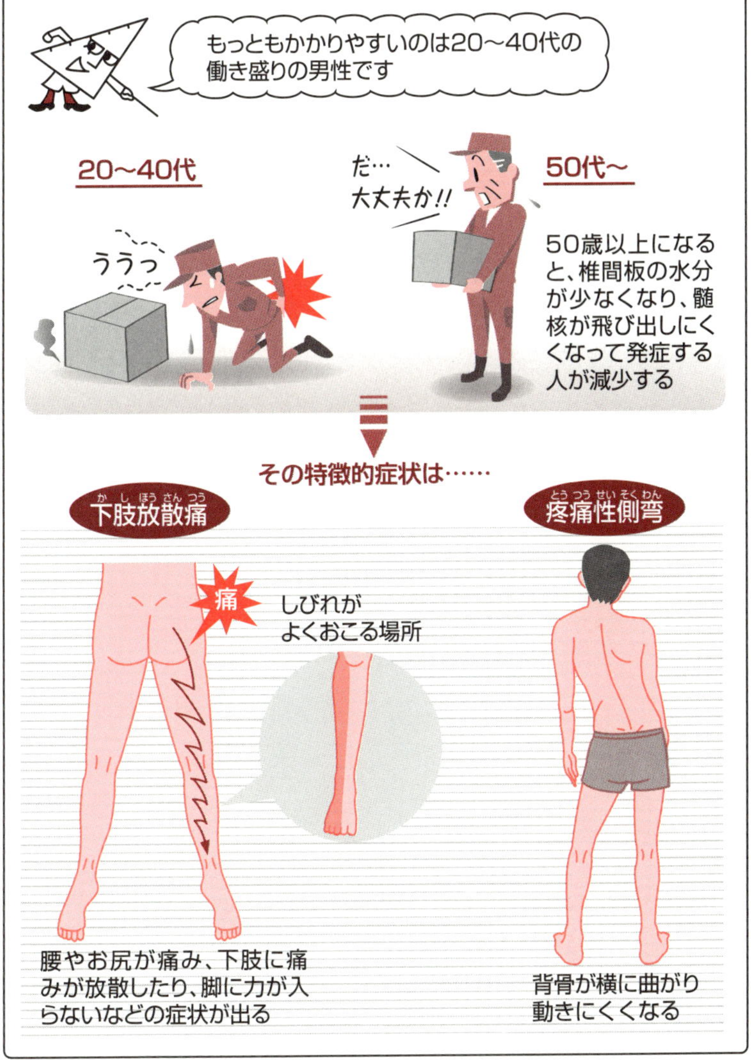
もっともかかりやすいのは20～40代の
働き盛りの男性です
20～40代
ううっ
50代～
だ…
大丈夫か!!
50歳以上になると、椎間板の水分が少なくなり、髄核が飛び出しにくくなって発症する人が減少する
その特徴的症状は……
下《か》肢《し》放《ほう》散《さん》痛《つう》
痛
しびれが
よくおこる場所
腰やお尻が痛み、下肢に痛みが放散したり、脚に力が入らないなどの症状が出る
疼《とう》痛《つう》性《せい》側《そく》弯《わん》
背骨が横に曲がり
動きにくくなる

「坐骨神経痛」とも呼ばれています（77頁）。

腰部については、前にかがんだり後ろに反らしたりすると椎間板が強く圧迫され、髄核が神経を刺激して痛みが増します。その逆で、腰をまっすぐに伸ばしたり横になったりすると、椎間板への圧迫が緩んで痛みも軽くなります。

いずれにしても椎間板ヘルニアを発症すると、ちょっとした動作で腰や脚に痛みが走り、症状が進むと歩行や日常生活にも支障をきたすようになってしまいます。自覚症状がある場合は、すみやかに医師の診断《しんだん》を受け、適切な治療を行いましょう。

▶姿勢が影響するヘルニアの飛び出し方

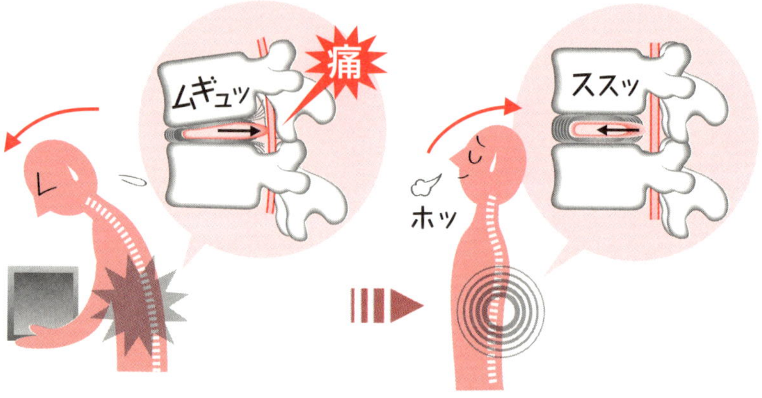

腰を曲げると、椎間板は強く圧迫され、神経を刺激して痛みが増す

腰をまっすぐに戻すと、ヘルニアは引っ込み、痛みがやわらぐ

痛みをかばおうとして、ますます姿勢は悪くなる

椎間板ヘルニアの症状が現れると、痛みのある場所をかばうため、無意識のうちに左右どちらかに重心を傾けてしまっていることがあります。つまり、痛みにより正しい姿勢を保つことが難しくなるわけです。

また、歩行しているときも、地面から伝わるわずかな振動によって、腰から脚にかけて激しい痛みやしびれが走ります。やはり、痛みやしびれがある片側の脚をかばおうとして、もう片方の脚に体重をかけるため、脚をひきずるような不自然な歩き方になってしまうのです。

そのまま放置していると、*体幹《たいかん》のバランスが崩れ、当然ながら腰痛も悪化していきます。

足腰の痛みやしびれは、からだの左右どちらか片側に出ることが多いのですが、椎間板ヘルニアによって神経根だけでなく馬尾まで圧迫されると、左右両側に症状が現れることがあります。

馬尾が障害されると、*頻尿《ひんにょう》・残尿《ざんにょう》感・尿失禁といった排尿《はいにょう》障害を引き起こし、症状が激しい場合には膀胱《ぼうこう》や腸の機能が停止してしまいます。男性では勃起《ぼっき》機能不全、女性では会陰《えいん》部の感覚が鈍くなることもあるのです。

このように下肢《かし》の両側に症状が出たり、排尿障害がある

場合には、椎間板ヘルニアが重症化したと考えられるので、早急に適切な治療を受けましょう。

日常生活に支障がない場合の治療法「保存的療法」

椎間板ヘルニアの治療というと、手術を想像してしまいがちですが、実際に手術を要するケースは全体の１割程度にすぎません。患者さんの大半は、安静療法・薬物療法・理学療法・運動療法といった“保存的療法”によって症状が改善します。

自覚症状があれば、信頼できる医師のもとで診断を受け、なるべく早く治療を開始しましょう。症状を放置すれば、日常生活に支障をきたすほど進行することもありますが、早期の対処であれば入院や手術に至らずにすみます。

診断では、問診・触診に続いて「下《か》肢《し》伸展《しんてん》挙上《きょじょう》検査」を行うことがあります。この検査の場合、まず患者さんは脚を伸ばしてあお向けに寝た姿勢で、片側の脚をゆっくり持ち上げます。健康な状態であれば、脚が腰と直角になるまで上がるのが普通ですが、椎間板ヘルニアを発症していると、痛みのあまり一定の高さまでしか上がりません。このような理学検査のほか、必要に応じて画像検査・血液検査・尿検査などを行います。

図27 リンク　椎間板ヘルニアの保存的療法

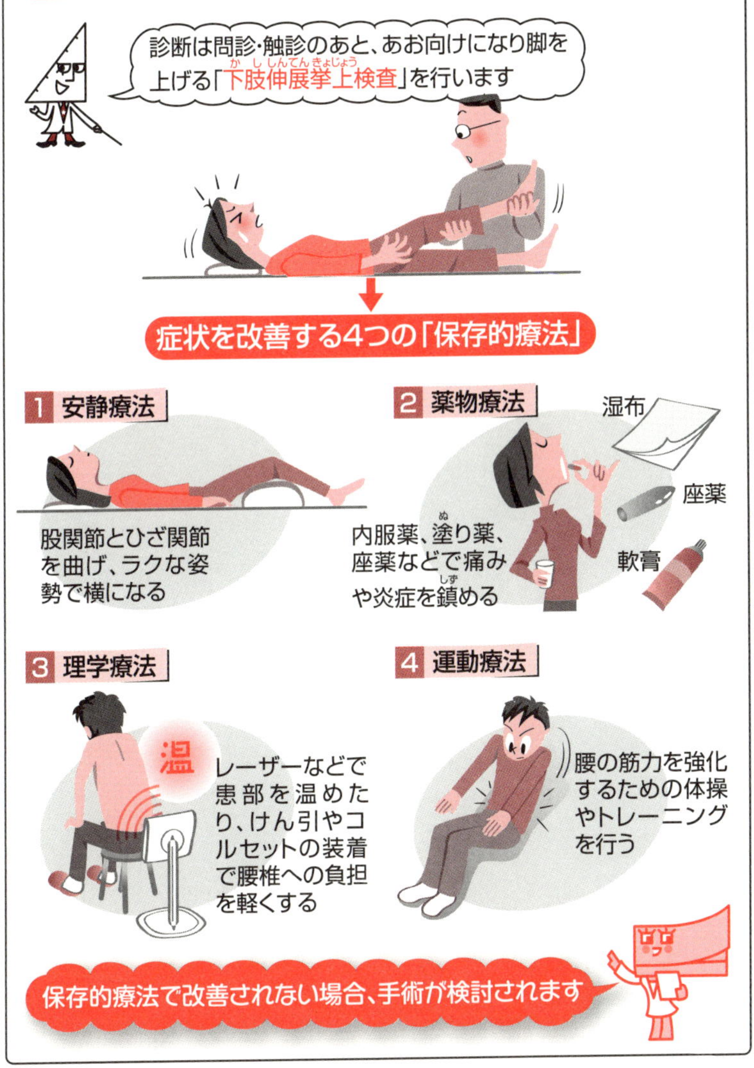
診断は問診･触診のあと、あお向けになり脚を上げる「下《か》肢《し》伸展《しんてん》挙上《きょじょう》検査」を行います
症状を改善する4つの「保存的療法」
1 安静療法
股関節とひざ関節を曲げ、ラクな姿勢で横になる
2 薬物療法
湿布
座薬
軟膏
内服薬、塗《ぬ》り薬、座薬などで痛みや炎症を鎮《しず》める
3 理学療法
温
レーザーなどで患部を温めたり、けん引やコルセットの装着で腰椎への負担を軽くする
4 運動療法
腰の筋力を強化するための体操やトレーニングを行う
保存的療法で改善されない場合、手術が検討されます

治療については、痛みが激しい急性期には、とにかく安静にします。あお向けに寝てひざの下に座布団などをはさみ、股関節とひざ関節を曲げた姿勢でラクにしましょう。

安静にしても痛みやしびれが引かなければ、消炎鎮痛薬や筋弛緩薬を服用したり、軟膏や湿布などで対処します。激痛のときは*神経ブロック（108頁）が有効ですが、痛みを取り除きたいために、くり返し行うのはおすすめできません。そのほか、患部を温めたりコルセットを装着する方法も筋肉の緊張を取り、腰椎への負担を軽減するのに役立ちます。

椎間板ヘルニアは、ほかの腰痛と同じように筋力低下が悪化原因の１つです。痛みが軽くなってきたら、腹筋や背筋を鍛えて、腰の周囲の筋肉を強くすることも大切です。

無理なく筋肉を鍛えるには、散歩や水中ウォーキングなどがおすすめ。ストレッチも筋肉をほぐし、血行を促すのに有効です。ただし、運動を始めるのは慢性期に入ってから。急激なトレーニングは、症状を悪化させるおそれがあるので禁物です。

日常生活に支障がある場合の治療

椎間板ヘルニアの治療の基本である“保存的療法”は、

28

通院で行います。しかし、痛みがおさまらない、筋力低下が著しい、などの重い症状が日常生活を阻害する場合は、検査や神経ブロックなどの治療も考慮して入院することが

図28 リンク 入院して行うヘルニアの治療

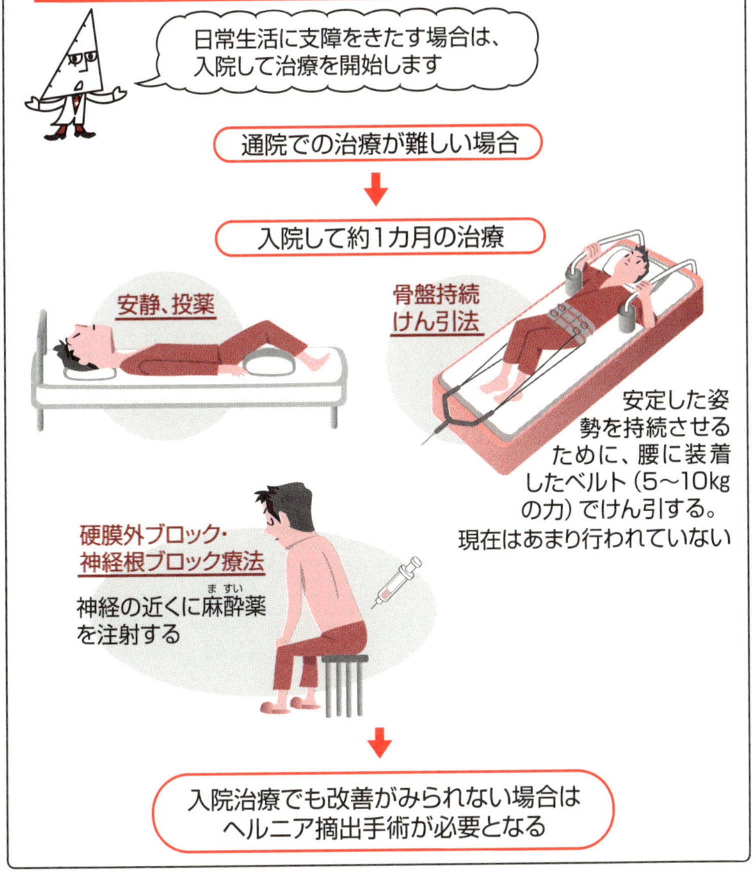
日常生活に支障をきたす場合は、入院して治療を開始します
通院での治療が難しい場合
入院して約1カ月の治療
安静、投薬
骨盤持続けん引法
安定した姿勢を持続させるために、腰に装着したベルト（5～10kgの力）でけん引する。現在はあまり行われていない
硬膜外ブロック・神経根ブロック療法
神経の近くに麻《ま》酔《すい》薬を注射する
入院治療でも改善がみられない場合はヘルニア摘出手術が必要となる

あります。

入院治療は、保存的療法と手術療法の２段階に分かれます。

まず、保存的療法では薬物療法と骨盤持続けん引法などがあります。

薬物療法のひとつ――神経ブロックは、障害を受けた神経や関節に直接、あるいはその周囲に鎮静剤や麻酔剤を注射するというものです。脊髄《せきずい》周辺にある*硬膜外腔《こうまくがいくう》に薬剤を注入する「硬膜外ブロック」、神経根そのものに薬剤を注入する「神経根ブロック」があります。

骨盤持続けん引法とは、重りのついた専用ベッドを使って骨盤などを引っぱり、安定した姿勢を持続させるというものです。近年、持続けん引法はあまり行われていません。

飛び出したヘルニアは、経過とともに縮小することが知られています。そのため、こうした治療法を行いながら一定期間、経過を観察します。飛び出したヘルニアが大きいなどの理由で症状の改善がみられない場合には、手術が検討されます。

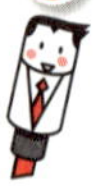

ヘルニア摘出手術にはいろいろありますが、もっとも一般的なのが「ラブ法」です。全身麻酔をかけて数cmほど背中を切開し、腰椎の一部を削って、問題となっている飛び出たヘルニアを切除・摘出します。従来から行われている確実な方法です。

図29 リンク ヘルニアの手術——ラブ法

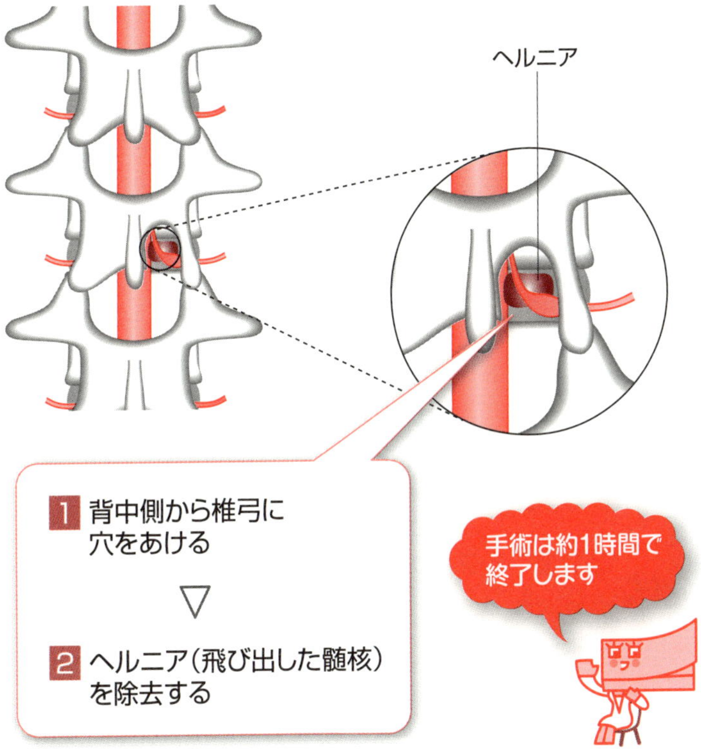
ヘルニア
1 背中側から椎弓に穴をあける
▽
2 ヘルニア（飛び出した髄核）を除去する
手術は約1時間で終了します

また最近では、切開部が小さくてすむ内視鏡を使ったヘルニア除去手術も選択《せんたく》できるようになりました。

切開しない手術法としては、レーザーによる手術法も注目されています。皮膚から椎間板に針を刺して、その先端から椎間板中央の髄核に向けてレーザーを照射。それによって髄核が蒸発して内圧が下がるというものです。

椎間板ヘルニアの手術はすべて、神経やその近くをさわるためにリスクをともないます。あくまでも治療の最終手段として選択されますが、椎間板から飛び出た髄核の場所や大きさによって、疼痛やまひなどの症状が著しい場合には発症後すぐに手術を行うこともあります。

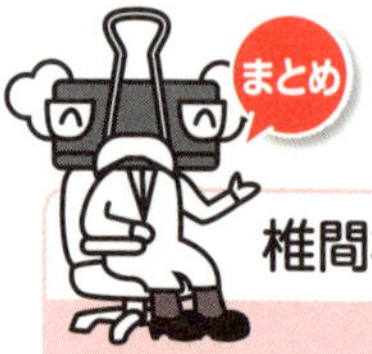

椎間板ヘルニアの特徴と治し方

■**椎間板の劣化により生じる腰部椎間板ヘルニアは、働き盛りの年代に多くみられる**

■**腰部椎間板ヘルニアでは、ちょっとした動作で腰や脚に痛みが走り、症状が進むと歩行や日常生活にも支障をきたす**

■**腰部椎間板ヘルニアの大半は、薬物療法や運動療法など、手術によらない保存的治療で症状が改善する**

■**症状が改善しない場合は手術が検討されるが、切開部分が小さくてすむ内視鏡を用いた手術法も開発されている**

椎間板ヘルニアの手術
～内視鏡を使ったからだにやさしい手術

東京都済生会中央病院
整形外科部長 **柳本 繁**

リスクの少ない手術法として注目

内視鏡手術は一般的に、大腸ポリープや胃がん、胆石などの摘出に用いられますが、最近になって整形外科の領域でもよく行われるようになりました。とくに骨以外の靭帯・軟骨・半月板といった軟部組織の障害は、内視鏡で鮮明に見られることが多く、従来の手術よりも内視鏡手術のほうが適している場合もあります。

椎間板ヘルニアの治療における内視鏡手術とは、椎間板を覆う線維輪の断裂部分から飛び出した髄核を、内視鏡を使って除去するというもの。

ラブ法などの椎間板ヘルニアの手術法では、全身麻酔をかけたのち背中にメスを入れ、飛び出したヘルニアを除去。場合によっては金属や人工椎間板を使ったり、骨移植をするといった大がかりな手術となり、筋肉を含《ふく》めた体の回復に長期間かかる場合もありました。このような手術による障害をできるだけ少なくしようと開発されたのが、内視鏡を用いた手術法です。

椎間板からとびだしたヘルニア部分の周辺に細い内視鏡を挿入し、モニターを使って拡大された画像を見ながら手術を進めることが可能です。

背中の皮膚をメスで大きく切開する従来の手術に比べると、傷口が小さくてすみ、術後の痛みも少なく、手術翌日から動くことができる点など、メリットは多々ありますが、技術的に難しく、救急時の対応が遅れるなどの問題点も指摘されています。しかし、入院期間が短い分だけ、社会復帰も早いので、患者さんのからだへの負担が少ない方法として現在注目されています。

MED法/PELD法/PN法という3つの内視鏡手術

内視鏡を使った椎間板ヘルニアの手術にはいくつか種類があります。なかでも一般的に行われるのが「MED法」(内視鏡下椎間《ないしきょうかついかん》板摘出術《ばんてきしゅつじゅつ》)。1995年にアメリカで開発された手術法で、文字どおり、内視鏡を使ってヘルニアを摘出します。切開部分が小さいために出血や侵襲《しんしゅう》が少なく、手技に習熟すれば安全性も高くなり、現在ではかなり広く使われるようになりました。

この手術の手順としては、まず全身麻酔をしたのち、背中に直径2cm程度メスを入れ、内視鏡と切除用の器具が入るチューブを挿入《そうにゅう》します。続いて、内視鏡からの内部映像をモニター画面に映し、それを見ながら飛び出した髄核(ヘルニア)を摘出します。この手術に要する時間は30分から1時間程度、術後の入院期間は1週間程度と従来より短くなっています。近年行われる施設が増えてきています。

同じように、腰椎の椎間板ヘルニアに対して行われる内視鏡手術が「PELD法」(経皮的内視鏡下椎間板摘出術《けいひてきないしきょうかついかんばんてきしゅつじゅつ》)。この手術法の特徴は、先に説明したMED法よりも微小な内視鏡を使用する点です。高い技術と慎重な操作が要求されることはMEDと同様ですが、切開も直径7mm程度とさらに小さくなります。患者さんのからだへの負担はさらに軽くなりますが、限られた症例のみが手術対象になります。

手術の手順は、MED法とほぼ同様です。まずは全身麻酔をかけ、刺入方向がMEDと異なり、側方寄りになりますが、やはり切開した背中の小さな穴にチューブを挿入し、内視鏡や専用の手術器具を患部へ送り込みます。そして、モニター画面を見ながらヘルニアを取り除くのです。

限られた椎間板ヘルニアの治療に用いられるものに「PN法」(経皮的髄核摘出術)があります。全身麻酔でなく局所麻酔を用い、4～5mm程度切開して細い管を挿入し、障害された椎間板まで送り込みます。圧が高く飛び出している椎間板の髄核を吸引して摘出するという手術方法です。PELD法・PN法のいずれも手術時間や入院期間については、先に説明したMED法と同じ程度ですが、対象となる症例や実際に行われている施設は限られています。

医師の経験と高度なテクニックが要求される

出血が少なくて安全、術後の痛みが軽い、手術時間や入院期間が短い、社会復帰が早いとメリットがいくつもある椎間板ヘルニアの内視鏡手術ですが、注意すべき点もいくつかあります。

内視鏡を用いた手術では、そのテクニックが直視によるものとは大きく異なり、修得に時間がかかります。モニター画面を見ながら切除用器具などを操作することは難易度が高く、豊富な経験と高度な技術を要するのです。こういった問題点は、内視鏡手術の需要《じゅよう》にともなって発展めざましいなか、克服《こくふく》される日も近いと思われます。

また、ヘルニアの手術後はとくにリハビリが重要です。数日から1週間はベッドで過ごすことになりますが、筋肉は使わないと日々衰え、関節も硬くなり、リハビリを進めるうえで悪影響を及《およ》ぼします。それらを防ぐためにも、担当の看護師や理学療法士の指導のもと、運動は毎日欠かさず行いましょう。

▶従来法とMED法――それぞれの特徴

従来の手術

切開して筋肉を剥離して、
突出部分を切除

MED法

内視鏡を筋肉に差し込み、
突出部分を切除

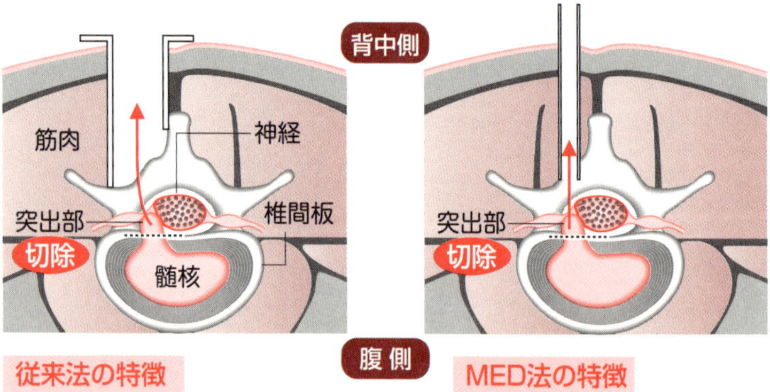
背中側
筋肉
神経
突出部
椎間板
切除
髄核
突出部
切除
腹側

従来法の特徴

- 筋肉を剥離する
- 術野の展開・視野がよいので安全に手術が行える

MED法の特徴

- 切開が小さい
- 入院期間が短い
- 患者が受ける手術中の負担が少ない

第3章

ひざ痛、
その原因と対策

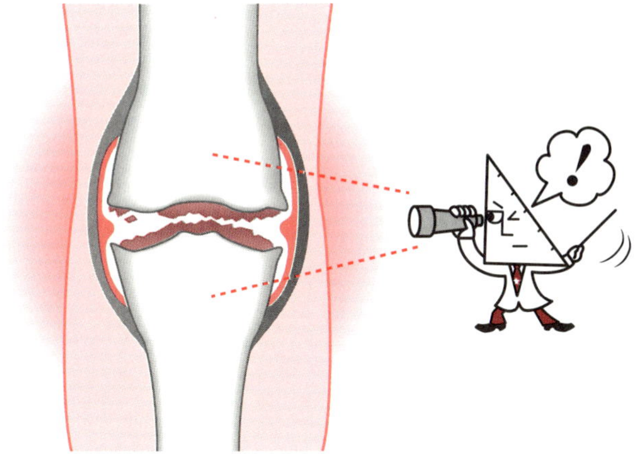

ひざ痛も腰痛《ようつう》と同様に、痛みの種類・程度・原因はさまざまであり、それぞれに応じた対応が必要です。本章では、ひざ痛の要因・原因となる病気について解説するとともに、治療を含《ふく》めた対策について述べていきます。

対処法

ひざが痛いときの対処法

30

中・高年期以降、加齢《かれい》にともなってひざ痛を抱《かか》える人が増えてきます。ひざ痛が起《お》きたときにあわてないよう、正しいケア・対処の仕方について学んでおきましょう。

「冷やす」か「温める」かは ひざの状態によって決める

ひざ痛に対するセルフケアには大きく分けて、ひざを「冷やす」と「温める」の2つの方法があります。

1つめの「冷やす」ケアは、ひざが熱っぽい、あるいは腫《は》れているときに行います。熱や腫れは、多くの場合、ひざにおきた炎症《えんしょう》が原因ですので、その炎症を抑《おさ》えるために患部を冷やすのです。

一方、2つめの「温める」ケアは、ひざ痛があるものの、痛みが多少おさまってきた時期、いわゆる"慢性期《まんせいき》"に行うケアです。

しかし、慢性期であっても、過剰な運動などした後に、たちまち痛みを伴って熱や腫れが出てくることがあります。

そのような場合は、まず患部《かんぶ》をいったん冷やし、熱や腫れを抑えます。患部が元に戻ったことを確認した後に、再

図30 リンク ひざ痛のセルフケア――2つのアプローチ

1 ひざ痛のセルフケア～熱・腫れがある場合

用意するもの

タオル、氷のう（ビニール袋に氷と少量の水を入れても可）、またはアイスパック

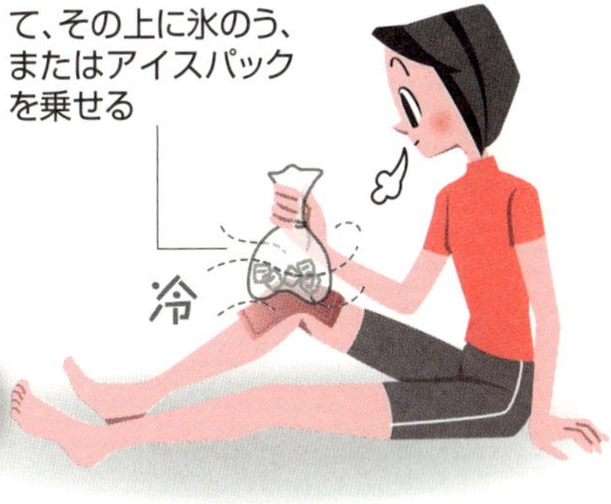
ひざにタオルを敷《し》いて、その上に氷のう、またはアイスパックを乗せる
冷

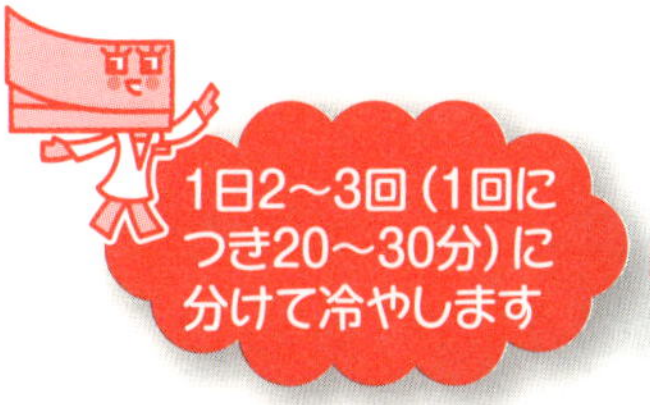
1日2～3回（1回につき20～30分）に分けて冷やします

2 ひざ痛のセルフケア～慢性期の場合

用意するもの

蒸しタオル（タオルをお湯につけて温めた後にしぼるか、水でぬらしたタオルを軽くしぼり電子レンジで加熱）、またはカイロ

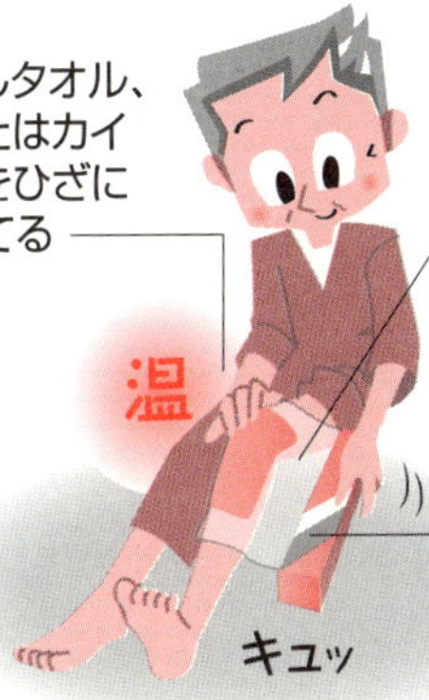
蒸しタオル、またはカイロをひざにあてる
蒸しタオルをあてる場合は、その上にラップをすると冷めにくい
温
カイロをあてる場合は、下に薄いタオルなどを敷く（低温やけど防止のため）
キュッ

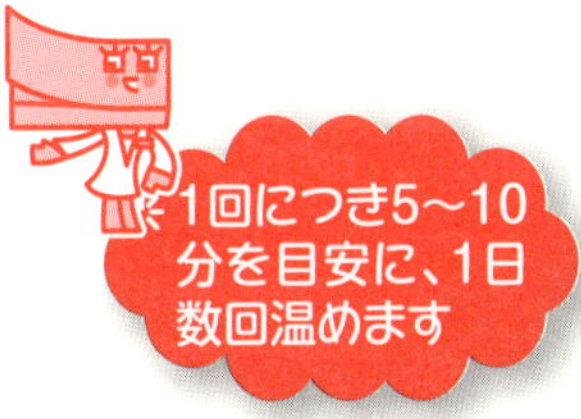
1回につき5～10分を目安に、1日数回温めます

び慢性期に行う「温める」ケアをします。

ひざ痛はセルフケアで
コントロールできるけれど……

ひざ痛が現れたとき、「年齢が年齢だからしかたがない」と考える人は少なくないでしょう。

しかし、ひざ痛をもたらす原因はさまざまあります。原因によって治療法も異なってきます。なかには加齢が密接にかかわる変形性膝関節症などのひざ関節の病気もありますが、適切な治療をすることによって、痛みを軽減することが可能です。

急なひざ痛で熱または腫れをともなう場合は、まず応急の処置として、「冷やす」セルフケアを行ってください。しかし、痛みがやわらいだからといって、そのまま放置せずに、専門の医療機関で、きちんとした診断《しんだん》を受ける必要があります。

また、すでに医師の診断を受けている慢性期の人でも、突然《とつぜん》、痛み・腫れ・熱など病状が急変した場合は、自己判断のもとで「冷やす」、「温める」をくり返すよりも、すみやかにかかりつけの医師の再診を仰《あお》いで、正しい処置をしてもらうようにしましょう。

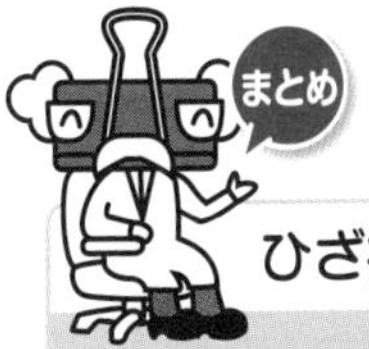

ひざ痛が生じたときの対応

■ひざが熱っぽいあるいは腫れている場合と、痛みがおさまった慢性期の場合とで、ケアの方法は異なる

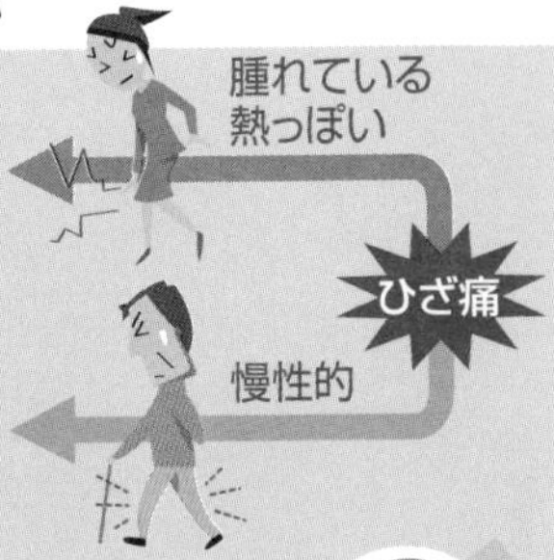

■ひざが熱っぽかったり腫れている場合は、氷のうやアイスパックなどで患部を冷やす

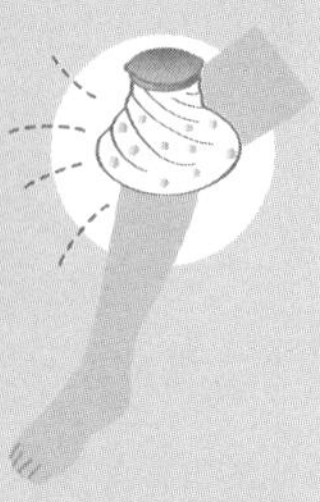

■慢性期には、蒸しタオルや使い捨てカイロなどで患部を温める

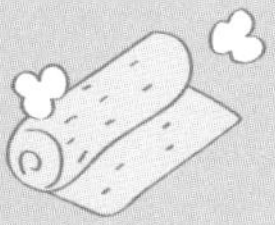

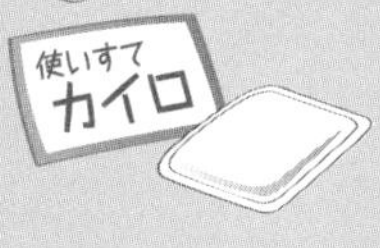

■患部を冷やす、あるいは温める、といったセルフケアにより、ある程度ひざ痛をコントロールできる。しかし、痛みが悪化してきた場合などは整形外科を受診すること

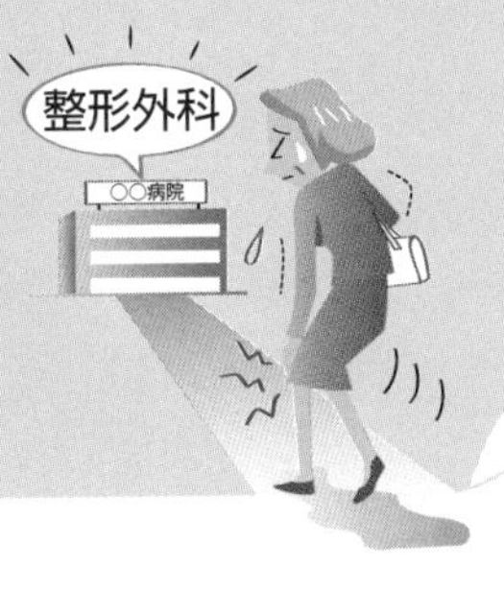

ひざ痛

なぜ、ひざが痛いのかを知ろう

性別や年齢、生活習慣によってひざ痛の原因は人それぞれ。ひざのどの場所が痛むかによっても病名が異なります。ひざ痛をおこす危険因子をみていきましょう。

ひざに痛みが生じやすい人の特徴《とくちょう》

ひざ痛は、さまざまな病気やケガがきっかけでおこりうる症状です。したがって、「これがひざ痛の原因だ」と1つに限定することはできません。

31

ただし、ひざ痛を訴《うった》える人には、共通項《きょうつうこう》がみられます。職業やライフスタイルなどをみると、ひざに負担がかかる要素があるのです。

たとえば、日頃の運動不足や老化により、脚部《きゃくぶ》の筋力が衰《おとろ》えると、ひざ関節のバランスが悪くなり、ひざ関節が受け止める衝撃《しょうげき》、負担が増大。――ひざ痛をおこします。

逆に、プロスポーツ選手をはじめ、過大な運動を行っている人は、筋力は強いものの、ひざへの負担が大きく、これが原因でひざ痛をおこす人が少なくありません。

また、仕事上の特徴でみると、重い荷物を持つ、長時間

図31 リンク ひざ痛をおこすさまざまな原因

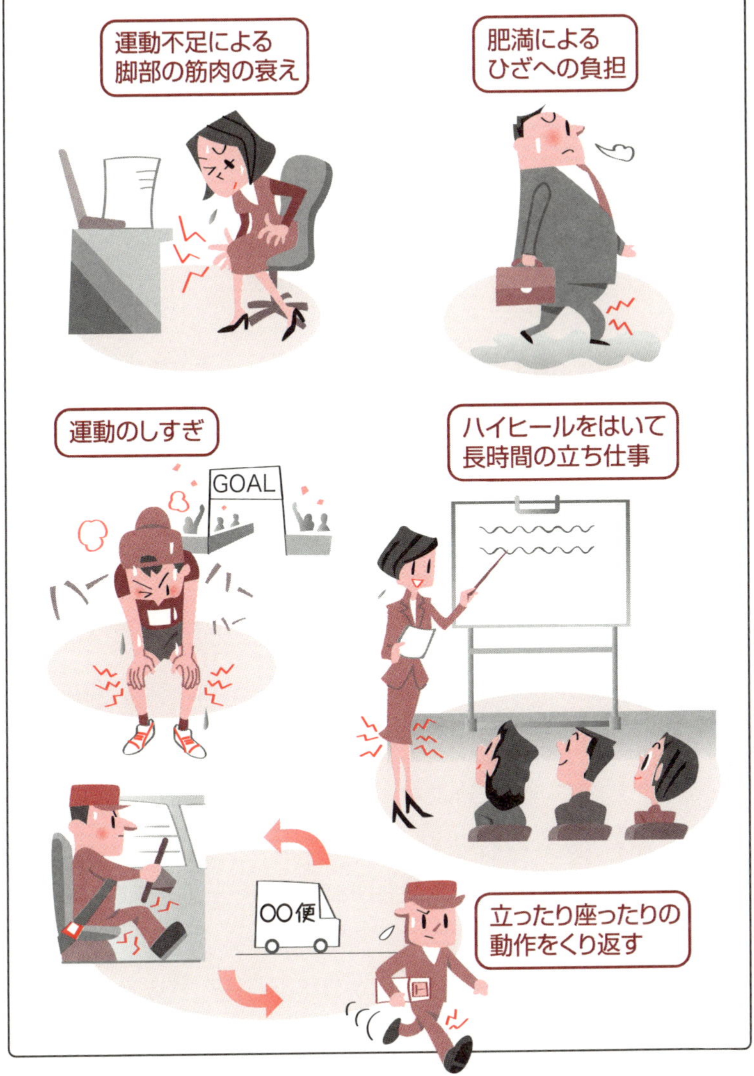
運動不足による
脚部の筋肉の衰え
肥満による
ひざへの負担
運動のしすぎ
GOAL
ハイヒールをはいて
長時間の立ち仕事
○○便
立ったり座ったりの
動作をくり返す

立ちっぱなしで作業する、立ったり座ったりの動作をくり返す、ハイヒールをはいて長時間立つ——といった人は、ひざに過大な負担をかけてしまい、ひざの痛みを引き起こしやすくなります。

ひざ痛と関係が深い下肢《かし》・脚の変形

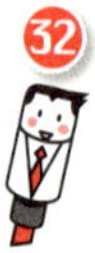

姿勢が悪いと腰痛が起きやすいように、下肢や脚の骨の変形もひざ痛と密接な関係があります。

たとえば、O脚とX脚。O脚とは、内側のくるぶしを合わせて立ったときに、ひざがOの字のように外側へ彎曲《わんきょく》した脚の状態をいいます。X脚は、太もも・ふくらはぎ全体がひざを頂点に「くの字」のように内側にゆがんでいる下肢の状態です。

下肢がまっすぐに伸びた正常な形であれば、ひざ関節の内側と外側に均等に圧力がかかるため、負担は少なくてすみます。ところがO脚になると、ひざの内側に圧力が偏《かたよ》るので、関節軟骨《なんこつ》の内側が摩耗《まもう》しやすくなります。その逆にX脚では、ひざの外側に圧力がかかるので、関節軟骨の外側がすり減るのです。このように関節軟骨の内側および外側が極端《きょくたん》に摩耗すると、ひざへの負担が増して痛みや炎症が生じるようになります。

図32 リンク ひざ痛に影響を与えるひざの変形

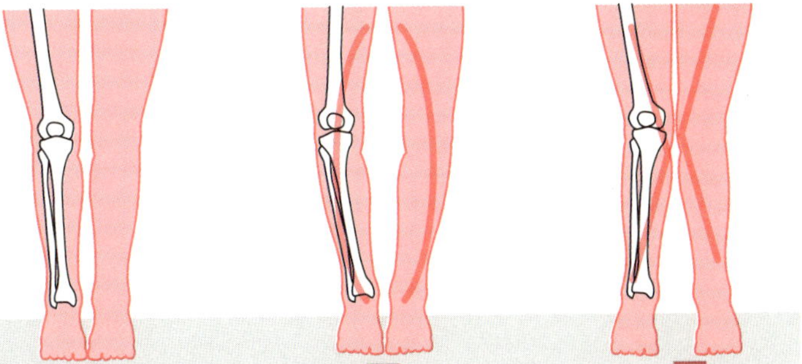

正常の場合

正常なひざ関節は、ひざの中心に重さがかかるため、内・外側の関節にかかる力も分散して、関節軟《なん》骨《こつ》も摩耗しにくい

O脚の場合

ひざ関節の内側部分に力が偏ってかかるため、内側の摩耗が進む。O脚は変形性ひざ関節症になる人に多くみられる。日本人に多い

X脚の場合

ひざ関節の外側部分に力が偏ってかかるため、外側の摩耗が進む

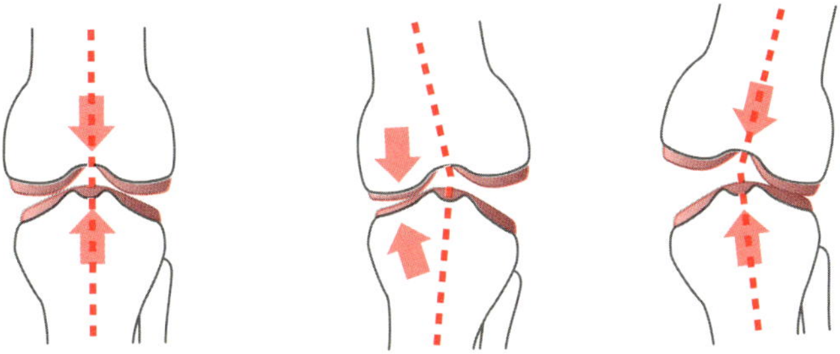

そして、足の変形の代表格といえば「扁平足《へんぺいそく》」。これは土踏《ふ》まずがなく、足底が平らな状態の足の形をいいます。土踏まずには歩行時に地面から受ける衝撃を軽減・吸収し、足部全体で分散する役割があります。扁平足の人はその土踏まずが発達していないため、地面からの過剰《かじょう》な衝撃がひざを直撃してしまうのです。

足の変形として、もう1つあげられるのが「外反《がいはん》母《ぼ》趾《し》」です。外反母趾とは、足の親指の先端が外側を向き、親指のつけ根が内側へ飛び出した状態を指し、ハイヒールをはく女性によくみられます。

外反母趾になると、足指の力のバランスが崩《くず》れるため、扁平足と同じく足裏で受ける衝撃を十分に吸収することができません。ひざへのダメージを防ぐためにも、下肢や足の変形が認められる場合には早めに整形外科を受診しましょう。

年代別にみるひざ痛の原因

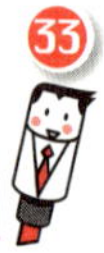

先に述べたようにひざ痛はさまざまな病気やケガにともなう症状ですが、年代によって多くみられるひざ痛の原因疾患《しっかん》があります。

たとえば、50歳以降の年代では、「変形性膝関節症」

図33 リンク　年代別のさまざまなひざ痛のタイプ

若年期

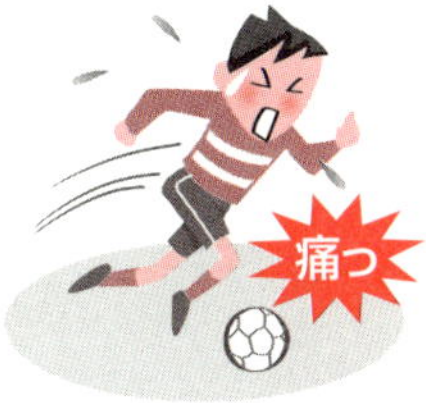

20歳以下のひざ痛は激しいスポーツが原因

なかでも膝蓋骨《しつがいこう》軟化《なんか》症《しょう》は、中高生の女子に多いといわれている

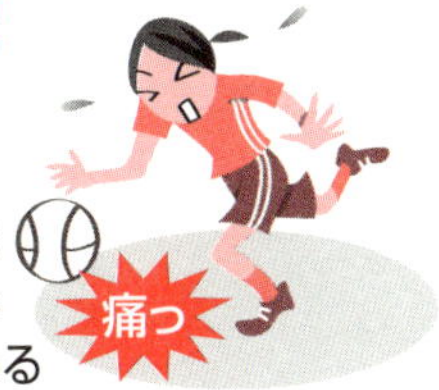

男女に限らず、激しい運動は未成熟なからだの組織を傷めることがある

中年期

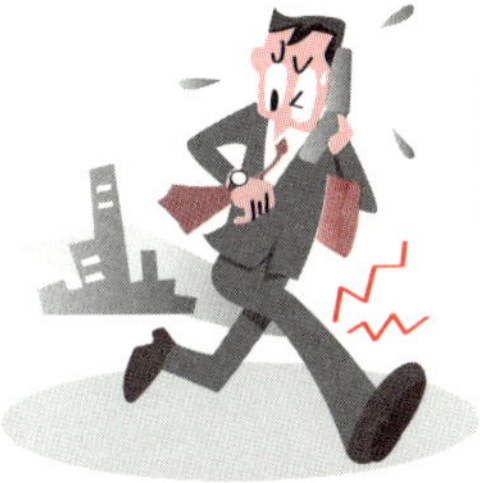

働き盛りの世代はほかの病気によるひざ痛が多い

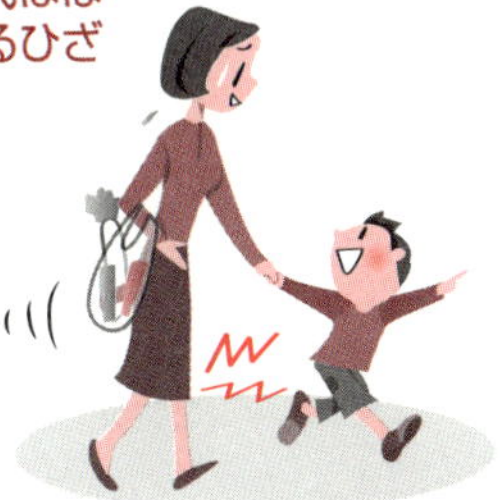

関節リウマチは女性に多く、痛風は圧倒的《あっとうてき》に男性に多い

高年期

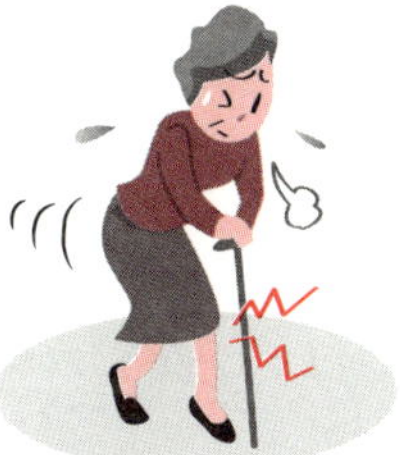

代表的なひざ痛、変形性ひざ関節症が多くみられる年代

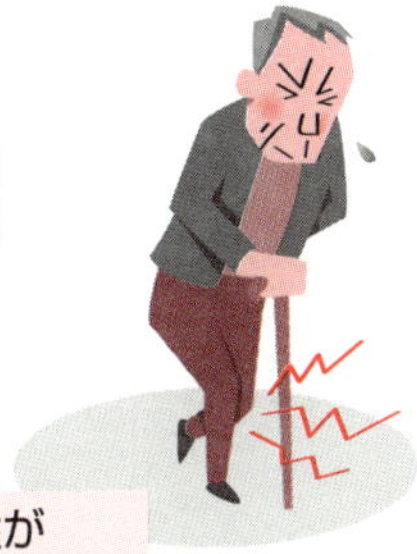

発症者は女性のほうが3〜4倍多く、男性がかかる場合は、ほとんど60歳以上になってから

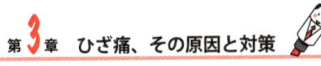

（130頁）という病気が多くみられます。これはひざの関節軟骨が摩耗し、関節内に炎症がおきる病気です。

このほか、「特発性骨《とくはつせいこつ》壊《え》死《し》」（160頁）も50歳以降の病気としてあげられます。

20～40歳の年代に多くみられるのが、「関節リウマチ」（144頁）です。これは全身の関節に継続《けいぞく》的な炎症がおこる病気で、はっきりした原因はわかりませんが、*自己免《めん》疫《えき》疾患の1つと考えられています。関節リウマチの男女比は1対4と、圧倒的に女性に多くみられます。

一方で、患者の9割以上が男性の「痛風」も、中年期に多く発症するひざ痛をともなう病気です。これは血液中の尿《にょう》酸《さん》という成分の値が高くなり、関節内に析出することでおこり、ひざに直接の原因があるわけではありません。

10～20代の若年期では、運動による障害として「半月板損傷」（162頁）をはじめ、「*オスグッド病」（165頁）「*膝前十字靭《じん》帯損傷」（165頁）「*膝蓋靭帯炎」（165頁）などがみられます。とくに10代の若者は、未成熟な骨の状態でひざを酷《こく》使《し》するため、トラブルが生じやすいのです。

痛む場所が知らせるひざの病気・損傷

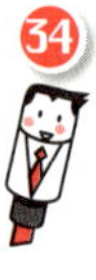

ひとくちに“ひざ痛”といっても、ひざのどの部分が痛

図34 リンク 場所から推定できる痛みの原因

痛みの場所	想定される病気
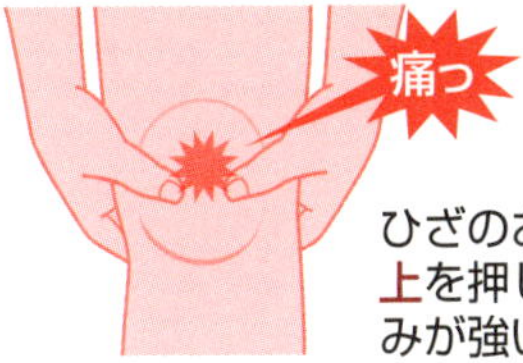 ひざのお皿の上を押して痛みが強いとき	**膝蓋骨軟化症** ひざ関節の軟骨がすり減り、膝蓋骨にひびが入っている可能性も
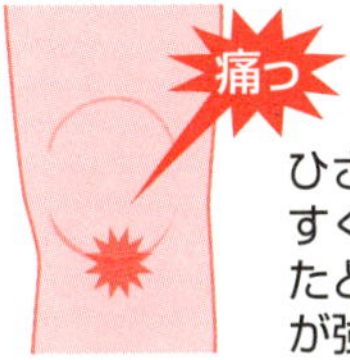 ひざのお皿のすぐ下を押したときに痛みが強いとき	**膝蓋靭帯炎（ジャンパーひざ）** 激しいスポーツのくり返しで膝蓋骨と脛骨をつないでいる腱が炎症
ひざ関節のつなぎ目あたりを押したときに痛みが強いとき 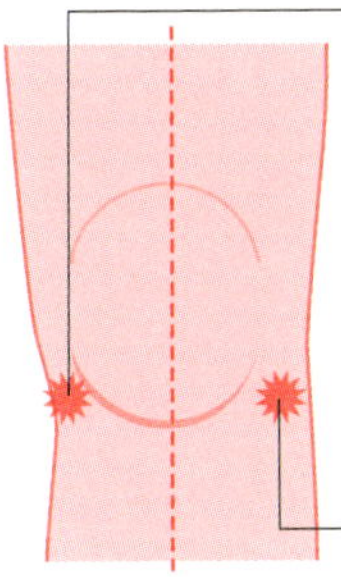 内側が痛いとき / 外側が痛いとき	内側が痛いとき：**内側側副靭帯の損傷**、**内側半月板の損傷** / 外側が痛いとき：**外側側副靭帯の損傷**、**外側半月板の損傷**

むかは漠然《ばくぜん》としてわかりづらいもの。そんなときは膝蓋骨（ひざのお皿）のまわりを指で押してみましょう。

たとえば、膝蓋骨の中央部分を押したときに痛みを感じた場合は、「膝蓋骨軟化症」が疑われます。これは膝蓋骨の表面にある軟骨がやわらかくなり、しだいにすり減って変形する病気です。膝蓋骨がずれたり、ひびが入ることでひざの痛みが出ます。

膝蓋骨の下部が痛いときは「膝蓋靭帯炎」の症状かもしれません。膝蓋靭帯炎は膝蓋骨を支える靭帯に負担がかかり、炎症をおこしてしまう病気です。ジャンプやキックなど激しい動作をくり返すことで発症することから、別名「ジャンパーひざ」ともいいます。

ひざ関節のつなぎ目あたりが痛む場合は、靭帯や半月板などの関節構成体の損傷の可能性があります。つなぎ目は大体ひざのお皿の下端の高さになります。この高さでもっとも外側の部分であれば「*外側側副靭帯」、外側寄りなら「*外側半月板」、内側寄りなら「*内側半月板」、もっとも内側であれば「*内側側副靭帯」に、何らかの損傷がおきている可能性があります。

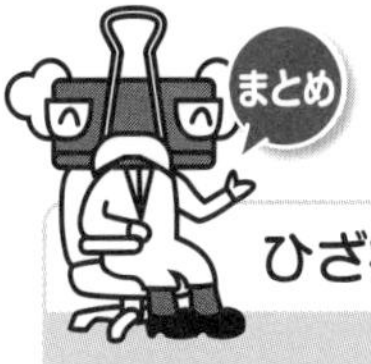

ひざ痛の要因

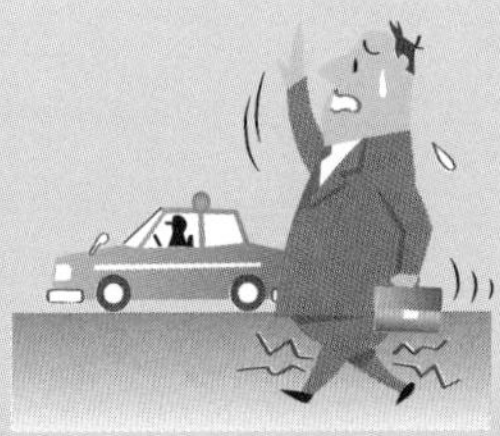

■運動不足によりひざを支える筋肉が衰えたり、肥満や長時間にわたる立ち姿勢での作業など、ひざに過重な負担をかけることでひざ痛を招くことが多い

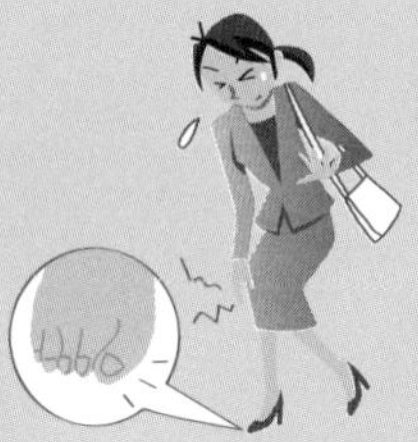

■O脚やX脚、扁平足、外反母趾などもひざへの負担を増大させるなどして、痛みの発生に影響する

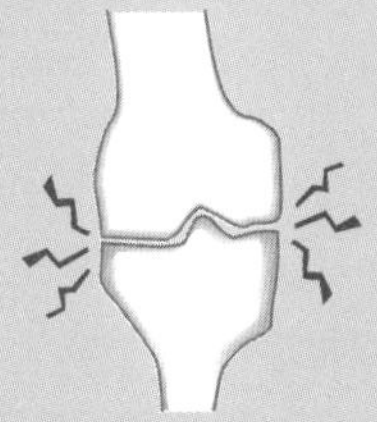

■高齢者では、加齢によりひざ軟骨が摩耗する変形性膝関節症が多くみられる

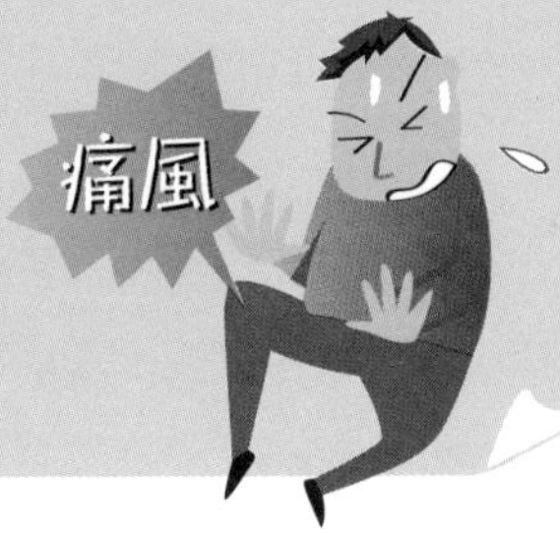

■20～40代では、関節リウマチや痛風の症状の1つとしてひざ痛が現れることがある

3 変形性

ひざ痛の原因でもっとも多い「変形性膝関節症」

老化や肥満、過去のケガなどが引き金となる「変形性膝関節症」。保存的療法や手術療法など、さまざまな治療法を紹介《しょうかい》します。

関節軟骨がすり減って「ひざが痛い・伸《の》びない・曲がらない」

中高年において、代表的なひざ痛の原因疾患といえば「変形性膝関節症」。これは、ひざ関節にかかる衝撃を和らげるクッションとして働く関節軟骨が摩耗し、ひざ関節内の滑膜《かつまく》(23頁)が炎症をおこす病気です。

原因の多くは加齢にともなう関節組織の劣化《れっか》ですが、それ以外に肥満や過去の外傷、細菌《さいきん》の侵入《しんにゅう》など、発症のきっかけ・要因はさまざまあり、原因が特定できないケースも少なくありません。

変形性膝関節症は、長い年月をかけてじょじょに病状が悪化していく関節疾患です。

当初はひざが重い、関節が引っかかる感じがする、といった違和感《いわかん》程度の症状ですが、次第にしゃがんだり、立ち上がったり、階段の上り下りのときなどに、痛みをはっ

図35 リンク 「変形性膝関節症」と「拘縮《こうしゅく》」の関係

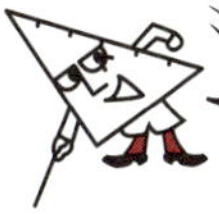

ひざ痛の代表格といえる「変形性ひざ関節症」はひざ痛を訴える人の約半数がこの病気。50歳以降の女性に多くみられます

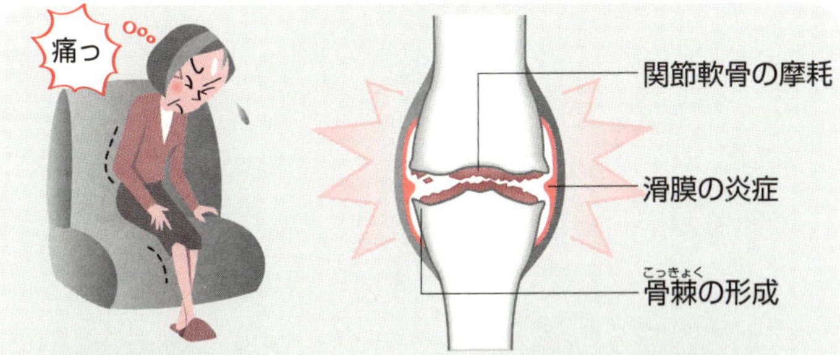
痛っ
関節軟骨の摩耗
滑膜の炎症
骨棘《こっきょく》の形成

- 痛みの原因は……
  関節軟骨が摩耗することにより滑膜が炎症を引き起こす
- 病気のおもな原因は……
  加齢にともなう関節軟骨の劣化

↓

この状態がさらに悪化すると……

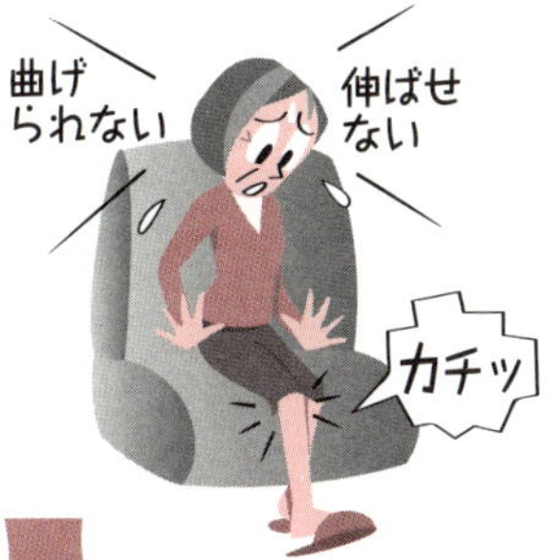
曲げられない
伸ばせない
カチッ

ひざの曲げ伸ばしが困難になり、筋肉や靭帯などの組織が変性してくるこの状態を

↓

拘縮《こうしゅく》という

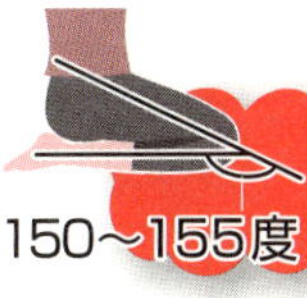
150〜155度

ひざは本来155度まで曲がります。拘縮するとひざの可動域は狭くなります

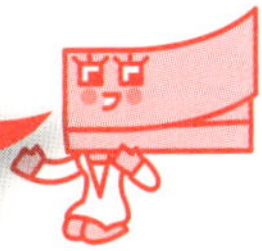

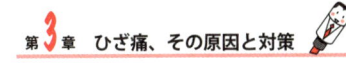

きりと感じるようになります。

　とくにひざを曲げ伸ばすときは、炎症をおこした関節の軟部組織を刺激《しげき》するため、痛みが強くなります。そして、痛みのつらさから、ひざをあまり動かさなくなると、軟部組織の柔軟《じゅうなん》性が失われてひざの可動域が狭《せま》くなり、曲げようとしても曲げられない、伸ばそうとしても伸ばしきれなくなります。この状態を「拘縮《こうしゅく》」といいます。

　拘縮をおこしたひざ関節を無理に動かそうとすると、痛みはますます激しくなり、動きが制限され、さらに拘縮が進行するという悪循環《じゅんかん》に陥《おちい》ってしまいます。拘縮がおこると、変形性ひざ関節はさらに進行していきます。

変形性膝関節症はこうして進行する

　変形性膝関節症の初期には、ぶつけたりひねったりしたわけでもないのに、１歩前へ踏み出すなどの動作で、ひざにこわばりや鈍痛などの違和感を覚えます。ごく軽い症状で、しばらくすれば痛みは引いてしまうため、「年齢のせい」あるいは「運動不足のせい」として見過ごしてしまうことも少なくありません。むしろ、病気と関連づけることのほうが難しいでしょう。

　変形性膝関節症初期の関節は、軟骨がすり減って表面が

図36 リンク 「変形性膝関節症」の進行度

1 初期

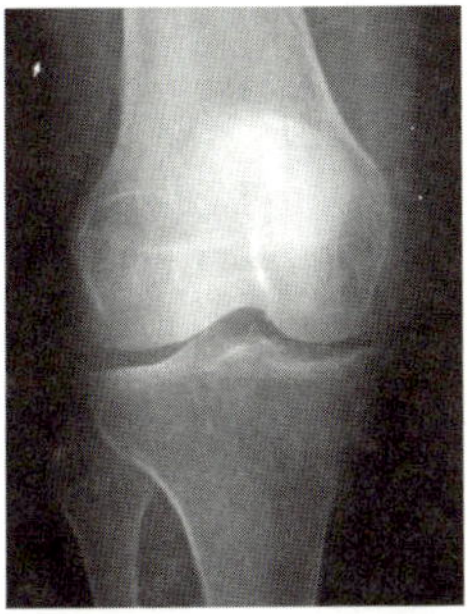

関節軟骨が摩耗して減り始める時期。
痛みは出ているが、X線上は関節のすきまはほとんど狭くなっていない。
わずかに関節面の不整や骨棘を認める

▼

2 進行期

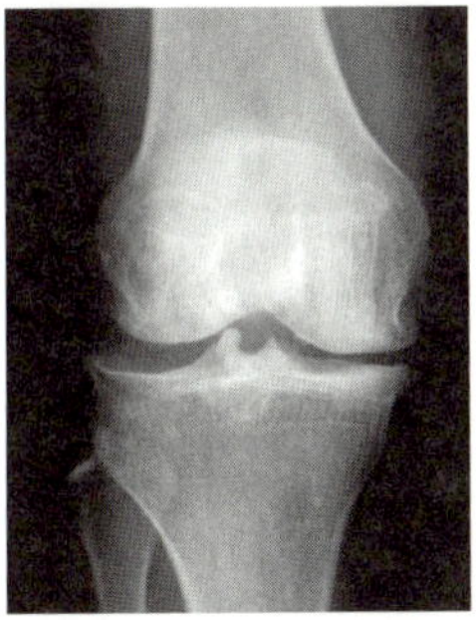

関節軟骨の摩耗が継続進行する時期。
痛みは強くなってくる。X線上は関節のすきまがじょじょに狭くなってきている。関節面の不整や骨棘形成が大きくなる

▼

3 末期

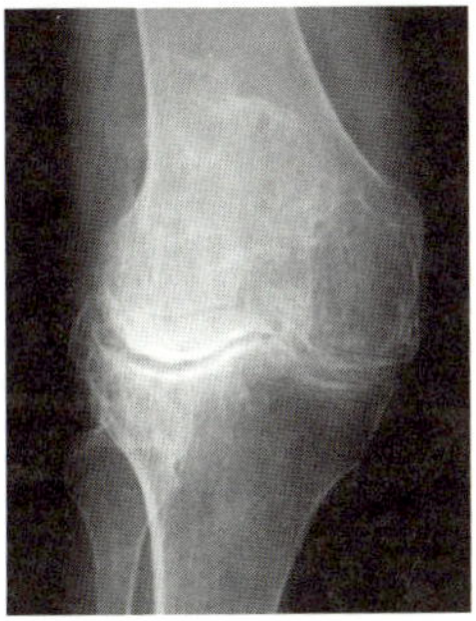

関節軟骨の摩耗が進み軟骨がほとんど消失した時期。最終段階である。
強い痛みが継続し、歩行も困難になる

傷ついたり亀裂《きれつ》をおこしたりしており、さらに、軟骨の下の骨の硬化《こうか》も始まっています。

症状が進んだ進行期には、ひざを動かすたびにはっきりと痛みを感じ、その痛みが引くまでに時間がかかるようになります。炎症や疼痛《とうつう》が強い場合には、水がたまって腫れてきます。関節を動かすときにゴリゴリとした摩擦《まさつ》音がすることもあります。

このときの関節は、軟骨がさらに摩耗して表面がギザギザになり、骨自体が露出《ろしゅつ》して削られることもあります。すると、その減った分の骨を再生しようとする作用が働き、関節軟骨の縁に「骨棘《こっきょく》」というトゲを形成します。この段階になると、日常生活にも支障をきたします。

そして、末期には、骨棘形成がさらに進み、関節軟骨も摩擦でかなり削《けず》られてしまい、ちょっとした動作でも激しい痛みがともなうようになります。関節のかみ合わせが完全に狂《くる》い、安静にしていても痛みがおさまらないため、杖《つえ》や手すりなしでの移動もままならない状態となるのです。

末期の段階では、O脚変形も進行してソロソロとすり足で歩くため、足が悪いという状態は一目でわかるようになります。そうならないためにも、ひざの異常には早めに気づき、すみやかに治療《ちりょう》を開始することが大切なのです。

加齢にともなう軟骨の摩耗や過去のケガが原因

ひざへの過度な負担により、関節軟骨がじょじょに摩耗し破壊《はかい》される「変形性膝関節症」。原因について特定することは難しいですが、誘発《ゆうはつ》要因がいくつかあることはわかっています。その1つが、加齢にともなう関節軟骨の老化です。

一般的に女性は50歳を過ぎた頃から、男性は60歳を過ぎた頃から症状が現れ、男女とも年齢が上がるに従って発症数は増えていきます。患者数は女性のほうが圧倒的に多く、男性よりも10年ほど早く発症するという傾向《けいこう》もあります。

中高年になるとからだに脂肪《しぼう》がつきやすくなることから、変形性膝関節症の発症には肥満が関係していることも明らかです。体重が増えれば、そのぶんひざへの負担が増し、関節軟骨の摩耗や変性も早まるからです。

一方、過去に負ったひざ周辺部の外傷によって、変形性膝関節症が引き起こされるケースも少なくありません。

たとえば、ひざ関節に接している大腿骨《だいたいこつ》・脛骨《けい》・膝蓋骨《しつがいこつ》が骨折した場合、骨がくっついても接合部に凹凸《おうとつ》が生じ、関節が正しくかみ合わなくなります。すると、関節への圧力が均等にかからなくなり、変形性膝関節症の原因となる

図37 リンク 「変形性膝関節症」の誘発要因

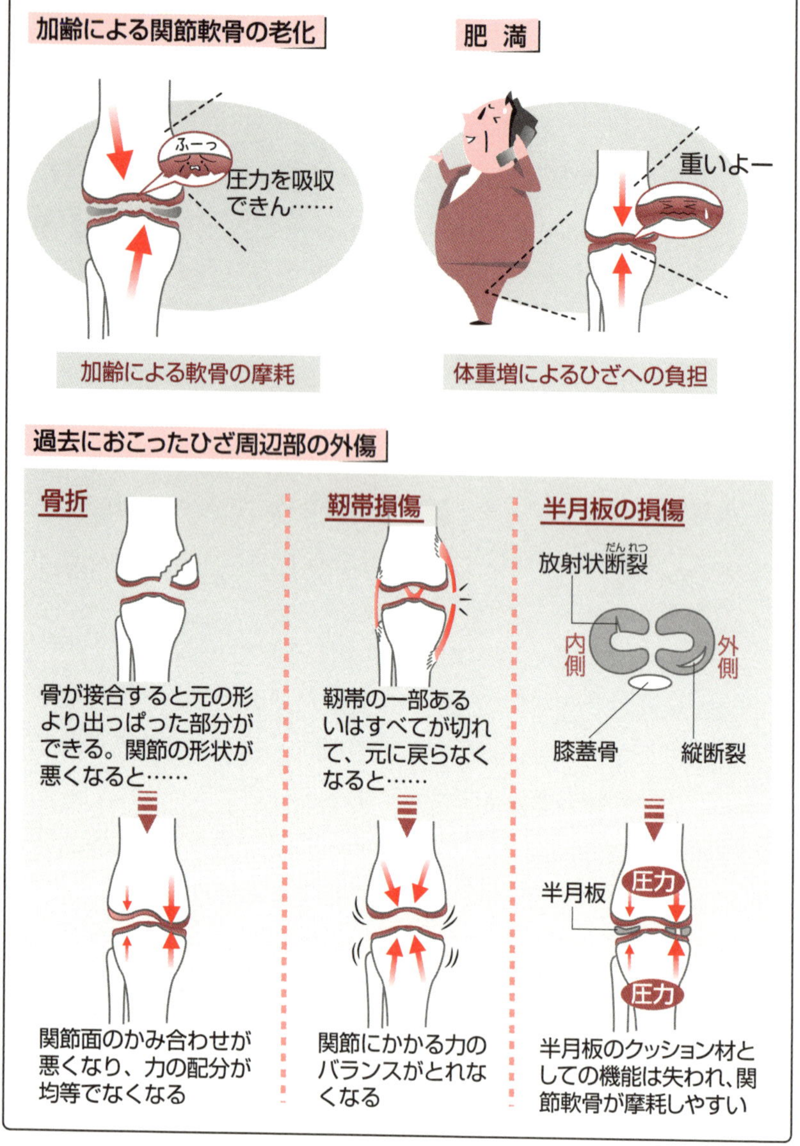

加齢による関節軟骨の老化
ふーっ
圧力を吸収できん……
加齢による軟骨の摩耗
肥 満
重いよー
体重増によるひざへの負担
過去におこったひざ周辺部の外傷
骨折
骨が接合すると元の形より出っぱった部分ができる。関節の形状が悪くなると……
関節面のかみ合わせが悪くなり、力の配分が均等でなくなる
靭帯損傷
靭帯の一部あるいはすべてが切れて、元に戻らなくなると……
関節にかかる力のバランスがとれなくなる
半月板の損傷
放射状断裂《だんれつ》
内側
外側
膝蓋骨
縦断裂
半月板
圧力
圧力
半月板のクッション材としての機能は失われ、関節軟骨が摩耗しやすい

のです。

　関節がずれないように支える役割がある靭帯は、何らかの理由で伸びたり切れたりしてしまうと、治療後も関節がぐらつくなど、ひざの不安定さが残る場合があります。それによってひざにかかる圧力が不均衡《ふきんこう》になり、変形性膝関節症へ移行することもあるのです。

　靭帯損傷と同様に、半月板が傷ついたときも変形性膝関節症に陥るケースがあります。半月板とは、大腿骨と脛骨にはさまれた組織であり、ひざへの衝撃を吸収・分散するクッション材のはたらきをします。一度損傷した半月板は元へ戻《もど》らないため、傷ついた側の骨がくり返し衝撃を受け続け、極端に摩耗することで発症します。

　いずれの場合も、ケガを放置しておくと、変形性膝関節症へ移行するおそれがあります。ケガはきちんと治療しましょう。

治療の基本は、炎症・痛みをおさえる保存的療法

　ひざ痛で変形性膝関節症と診断された場合、基本的には「保存的療法」が施《ほどこ》されます。保存的療法とは、薬物療法や理学療法、あるいは運動療法といった、手術によらない治療を指します。

次頁 38

図38 リンク 痛みをおさえる「保存的療法」——3つの柱

1 薬物療法

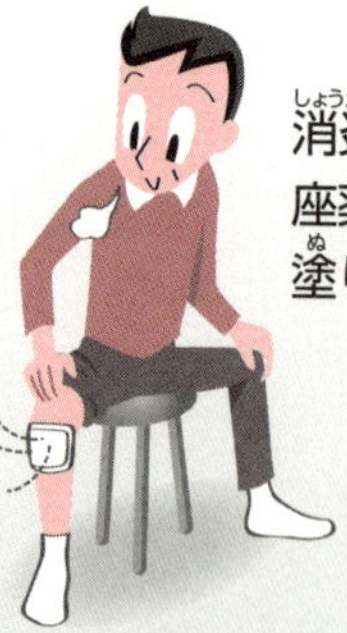

消炎《しょうえん》鎮痛《ちんつう》薬《やく》、
座薬、湿布《しっぷ》、
塗《ぬ》り薬など

効果が
現れない場合

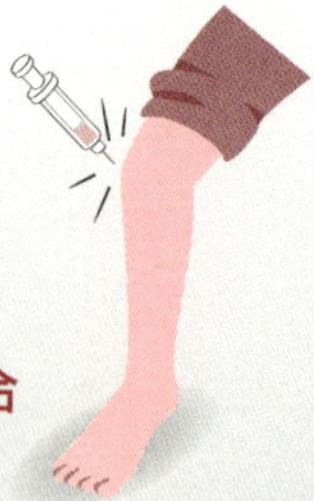

関節内注射

注射で直接患
部に薬剤を注
入し、痛みを
抑《おさ》える

ヒアルロン酸
注射はひざ関
節のすべりを
よくする

2 理学療法

遠赤外線やレーザー、電気
刺激などで患部を温める。
そのほかマッサージ、指圧
などで痛みを抑《おさ》える

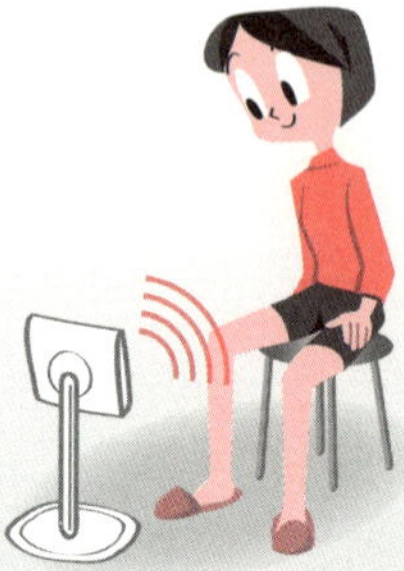

3 運動療法

ひざ周辺の筋肉や
関節を伸ばす

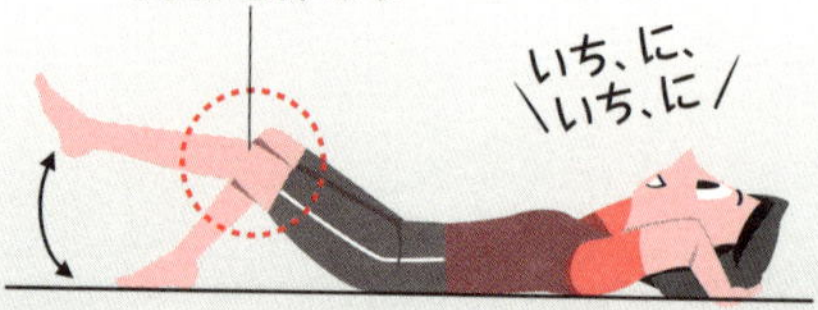

ひざを支える筋肉を
きたえる。関節や筋
肉の機能を維持《いじ》して
痛みを抑える

薬物療法では、ひざの痛みや腫れを軽減する消炎鎮痛薬などを用います。処方される薬には内服薬だけでなく、座薬や湿布、塗り薬などさまざまなタイプがあります。

こうした薬を用いても効果が現れない場合には、直接患部に薬剤を注入する「関節内注射」を行うことがあります。ひざの潤滑《じゅんかつ》（すべり）をよくするヒアルロン酸注射と即効《そっこう》性《せい》の副腎《ふくじん》皮《ひ》質《しつ》ホルモン注射があり、病態や症状により使いわけます。

変形性膝関節症に対する理学療法としては、遠赤外線やレーザー、電気刺激などで患部を温める温熱療法をはじめ、マッサージ、指圧などがあります。また、病気のために不安定になったひざ関節をサポートするために、支柱つきサポーターなどの装具を用いることもあります。

そして、ひざ痛を軽減するうえで重要なのが、運動療法。ひざ周辺の筋肉や関節を伸ばすストレッチを行ったり、ひざを支える筋肉を鍛える筋トレを行うなどして関節や筋肉の機能を維持し、症状の軽減に導きます。

運動療法は、医師の監督《かんとく》のもと、理学療法士ないし運動療法士の指導で行われます。運動療法はすぐに効果が現れるものではありませんので、毎日根気強く続けることが大切。専門家と二人三脚で取り組みましょう。

保存的療法で効果がなければ手術をすることも

保存的療法を続けても期待した効果が得られないと医師が判断した場合、あるいは、ひざ痛によって日常生活に支障が出るなどの場合は、手術療法が検討されることもあります。

おもな手術法としては、「関節（軟骨・半月板）形成術」「高《こう》位《い》脛骨《けいこつ》骨《ほね》切《き》り術」「人工ひざ関節置換《ちかん》術」「骨軟骨移植」があります。

▶「変形性膝関節症」の手術①

関節（軟骨・半月板）形成術

関節鏡手術で、けば立った軟骨や断裂《だんれつ》して関節に引っかかる半月板をトリミング、及び切除し、関節の痛みが出にくい状態にする

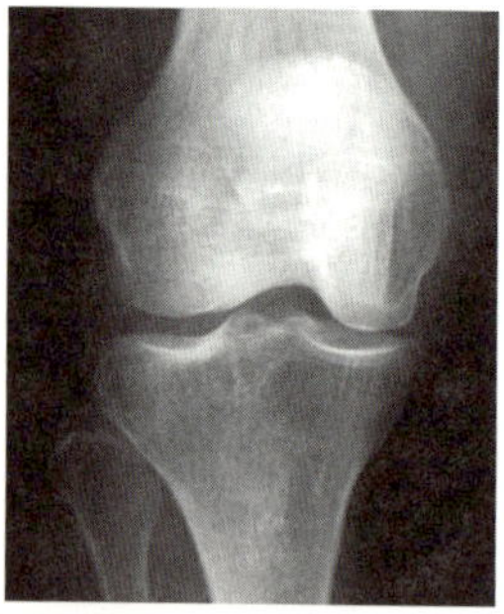

初期変形性膝関節症

関節のすき間は狭《せま》くなく、軟骨と半月板の変性が主体である

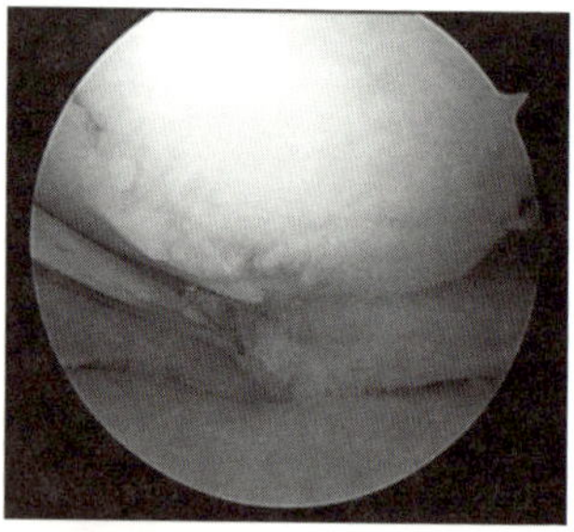

関節鏡下手術

関節鏡下で変性半月板をトリミングし、形を整えている

関節（軟骨・半月板）形成術は、変形性膝関節症の初期から中期にかけて、比較的軽い症状のうちに行います。

＊関節鏡を使って傷んだ関節軟骨をきれいに形成したり、合併する半月板の変性断裂を掃除《そうじ》するという方法です。根本治療ではないものの痛みを取り除く効果はあり、入院期間が短く、杖なしでの退院も可能です。効果継続期間が平均５年程度と短いことが、欠点です。

高位脛骨骨切り術とは、激しいＯ脚変形に対しての矯正法であり、脛骨の上端付近をアーチ状に切り、金具でまっすぐつなげ直します。切った骨が癒合するまで長期入院が

▶「変形性膝関節症」の手術②

高位脛骨骨切り術

脛骨を骨切りし、関節の向きを変えて痛みが出にくい形にする。内側の関節の幅が広がる

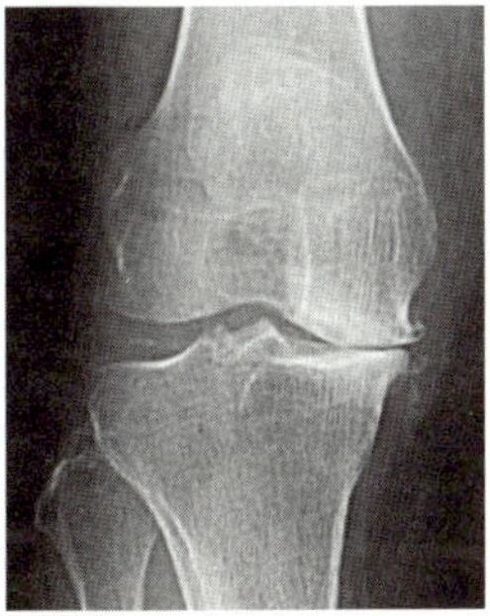

変形性膝関節症
内側の関節のすき間が狭くなり、軟骨が減っている

→

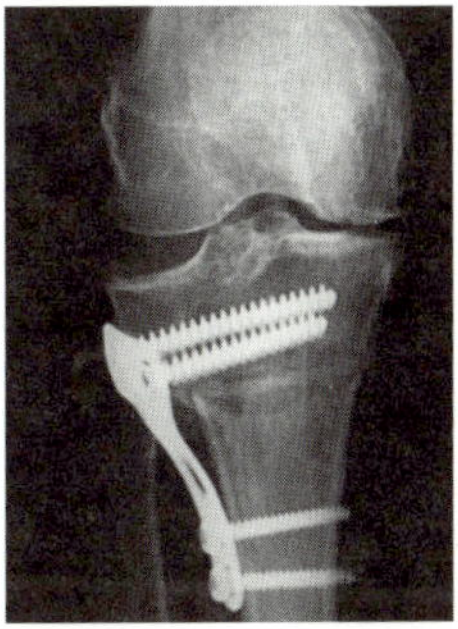

荷重を受けるひざ関節の傾きを変えてプレートで固定する。関節のすき間が少し開く

必要ですが、術後はひざにかかる圧力のバランスがとれるようになるため、痛みが和らいで曲げ伸ばしもラクになります。治療期間が長いことが欠点です。

人工ひざ関節置換術は、大腿骨と脛骨の傷んだ軟骨部分を切除して、人工関節に取り替えるという方法です。ひざの痛みを解消できるものの、人工関節には耐用年数（平均20年程度）があり、再手術が必要になる場合もあります。現在では治療期間も比較的短く、人工関節の耐用年数も延びて、広く行われるようになっています。

また近年では、骨軟骨移植という方法も注目されていま

▶「変形性膝関節症」の手術

人工ひざ関節置換手術

摩擦し傷んだ関節軟骨をあきらめて、関節面を削《けず》って人工関節を設置する。人工の軟骨が低摩擦で動くようになる

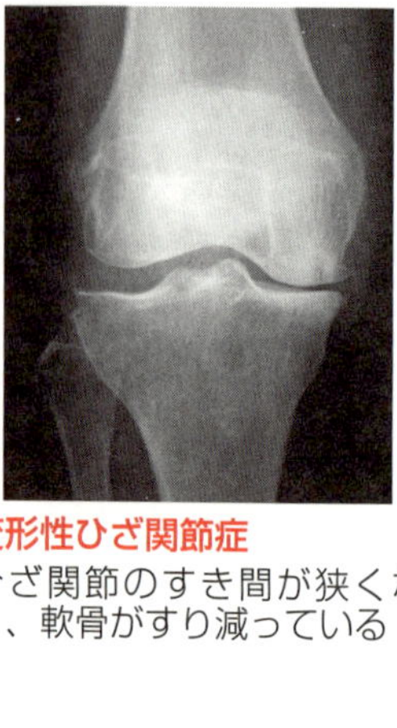

変形性ひざ関節症
ひざ関節のすき間が狭くなり、軟骨がすり減っている

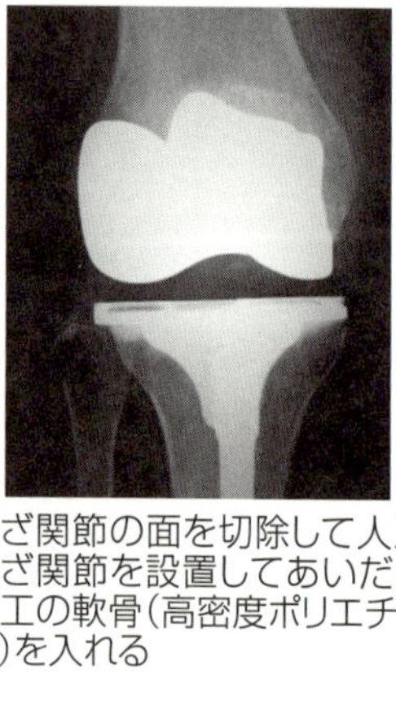

ひざ関節の面を切除して人工ひざ関節を設置してあいだに人工の軟骨（高密度ポリエチレン）を入れる

す。これは負担の少ない部分の軟骨を含む骨軟骨柱（軟骨組織の中心部）を採取し、はがれた軟骨部分に移植するというもの。ここ10年で進歩した最新の手術法であり、入院も１～２週間程度ですが、骨の変形が大きい症例には適応できない場合があります。

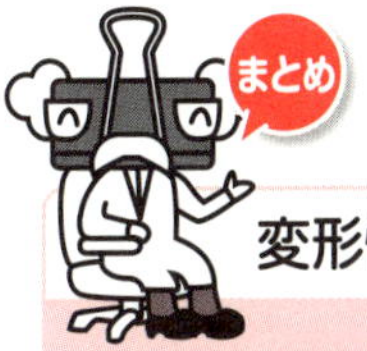

変形性膝関節症の原因と治療

- ■関節軟骨が摩耗して関節包の滑膜が炎症をおこす変形性膝関節症の原因は、多くの場合、加齢にともなう関節組織の劣化
- ■初期にはひざのこわばりや鈍痛などの軽い症状だが、進行するとちょっとした動作でも激しく痛み、杖や手すりなしでは歩行もままならない状態となる
- ■変形性膝関節症に対しては、薬物療法、関節内注射、運動療法、理学療法（電気刺激やマッサージ、温熱など）といった保存的療法により痛みをコントロールする
- ■保存的治療で症状が改善されない場合、あるいはひざ痛により日常生活に支障をきたしている場合は手術が検討される

4 ひざ痛を招く「関節リウマチ」

手足の指などの小さな関節から、やがてひざへと症状が広がっていく関節リウマチ。重症化すると関節が変形し、歩行も困難になるため、早期発見・早期治療が必要です。

免疫システムの異常により、全身の関節に炎症がおこる

関節リウマチは、変形性膝関節症のように老化や肥満が原因でおこる病気ではなく、免疫システムの異常が関係してきます。

免疫とは、体内に侵入してきた細菌やウイルスなどの有害な異物を攻撃《こうげき》・排除《はいじょ》するシステムのことです。関節リウマチの患者さんの場合、この免疫システムが自分の正常な細胞を外敵と誤認して攻撃するため、関節に炎症がおき、誤認が継続するため、炎症も長期間継続します。

39

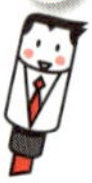

関節リウマチは、全身の関節でおこる病気です。発症時は、手の指や手首、ひじなどの比較的小さな関節に違和感を覚える程度ですが、全身の関節に及《およ》ぶことがあり、進行するとひざなどの大きな関節に症状が現れます。ひざ関節では炎症の継続により滑膜（23頁）が厚く腫れ、軟骨や靭

図39 リンク 全身の関節におこる「関節リウマチ」

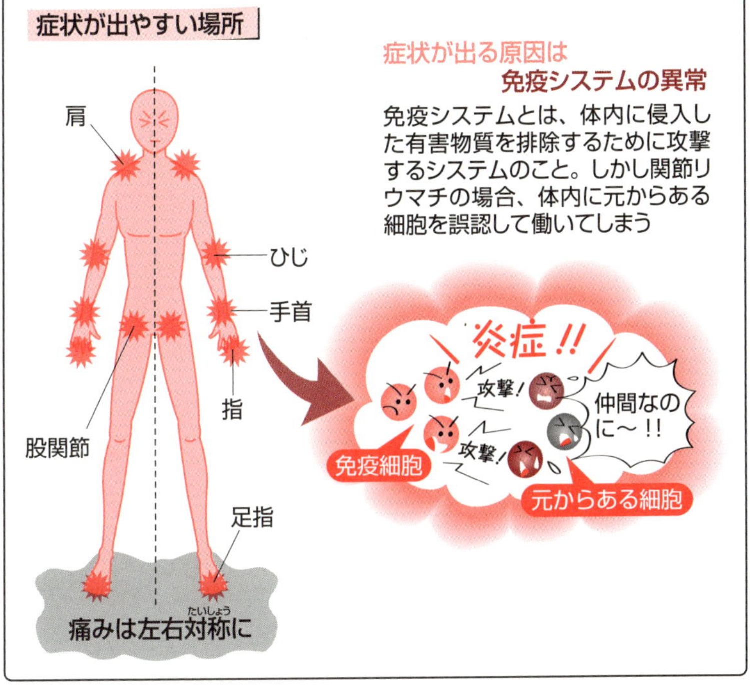
症状が出やすい場所
肩
ひじ
手首
指
股関節
足指
痛みは左右対称《たいしょう》に
症状が出る原因は
免疫システムの異常
免疫システムとは、体内に侵入した有害物質を排除するために攻撃するシステムのこと。しかし関節リウマチの場合、体内に元からある細胞を誤認して働いてしまう
炎症!!
攻撃!
攻撃!
仲間なのに～!!
免疫細胞
元からある細胞

帯を破壊することもあります。

「関節リウマチ」と「変形性膝関節症」の特徴の違い

関節リウマチは、変形性膝関節症と同じく、関節が変形することで痛みや腫れが生じます。しかし、症状の現れ

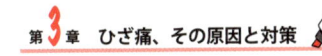

方や発症しやすい年齢など、両者には異なる点が多くあります。

たとえば、変形性膝関節症は下肢や関節を動かしたときに痛みが出ますが、関節リウマチの場合は、関節の腫れが強く、からだを動かさずにジッとした状態でも痛みが生じる「安静時痛」がみられます。

腫れや痛みの現れる場所についても、変形性膝関節症は損傷を受けた関節部分に発症するため、左右のひざが同時に痛むことは多くありません。それに対して関節リウマチは、たとえばひじやひざなどで左右両側の関節が同時に発症する傾向《けいこう》があります。このような「左右対称性」は、免疫機構に異常が生じることでおこる痛みの特徴ともいえるのです。

発症しやすい年齢や体質ですが、老化や肥満がおもな原因の変形性膝関節症は50代以降で急増します。それに対して、関節リウマチの発症は20～40代が中心。手指のつけ根と第二関節が腫れやすいという傾向があります。補足ですが、手指の第一関節が変形して曲がってしまう「*ヘバーデン結節」と呼ばれる病気があります。関節リウマチとはまったく別物であり、原因不明の病気です。第1関節のみにコブ（結節）ができるのが特徴で、関節の動きが悪くなります。また痛みを伴うこともあります。

どちらの病気も患部が炎症して痛むという点や、患者は男性よりも女性に多いという点は同じです。

図40 リンク 「慢性リウマチ」と「変形性膝関節症」の見分け方

	関節リウマチ	変形性膝関節症
発症しやすい人	女性 20〜40代が多い 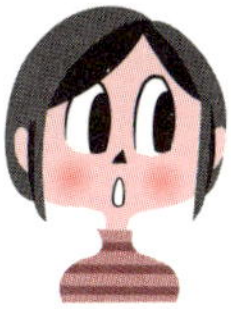	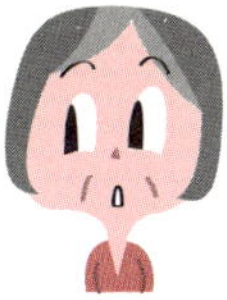 女性 50代以上
関節炎の特徴	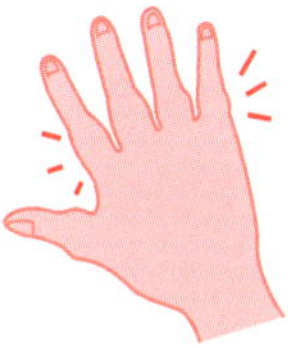 手指のつけ根と第二関節が腫れる人が、多い	関節リウマチの特徴とは異なる関節炎
痛みなどの出方	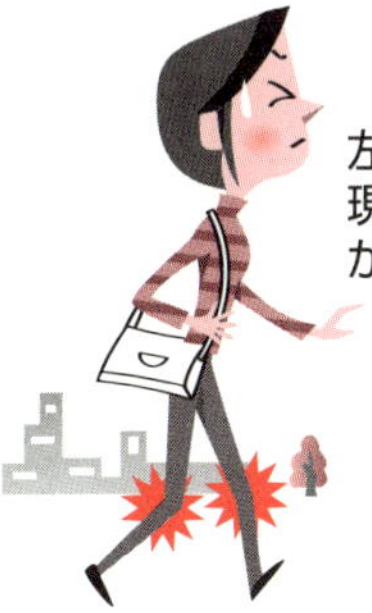 左右対称に現れることが多い	損傷を受けた片側関節に初発する 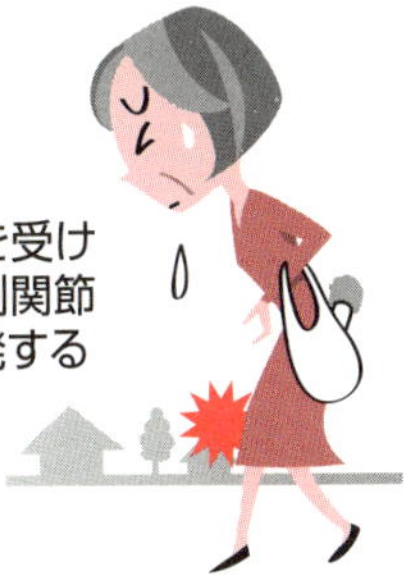
安静時痛の有無	ある 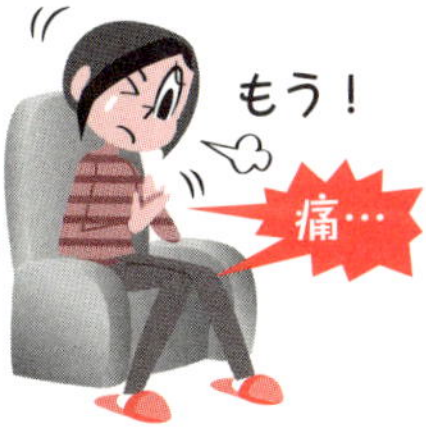	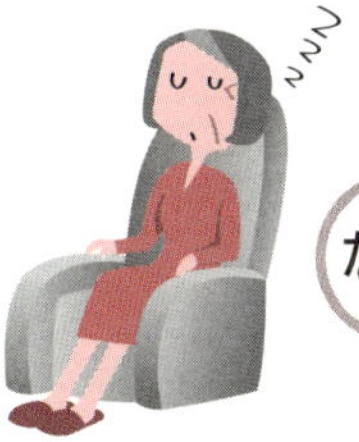 ない

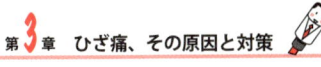

初期段階で発見し、すみやかに治療しよう

先に述べたとおり、関節リウマチの背景には免疫システムの異常がありますが、原因についてはウイルス感染・過労・ストレス・出産など諸説あり、はっきりしたことは解明されていません。

また、関節リウマチは自覚症状が現れる以前から水面下でじょじょに病気が進行しており、発症した時期を特定するのが困難——。つまり、初期に発見しづらいこともこの病気の厄介《やっかい》な点です。

多くの場合、関節リウマチの患者さんは、朝目覚めたときに手の指や手首がこわばったり、動かしにくい、といった異変に気づいて医療機関を受診します。ところが初期にはこうした症状の程度は軽く、見過ごされてしまいがち。そのまま放置すると、やがてひざや股関節《こかんせつ》などの大きな関節にも痛みが移り、さらに重症化すると、関節が変形して立って歩くことも難しくなってしまいます。

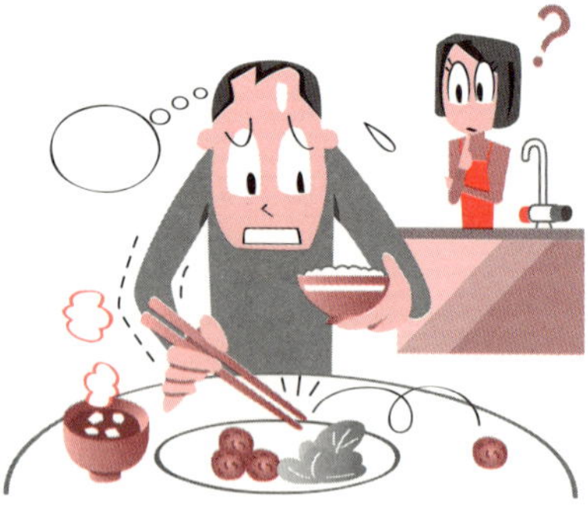

しかし、早い段階で発見・治療《ちりょう》すれば、現在では病気の進行を止める薬も多く開発されています。わずかな変化で

も放置せず早めに専門機関で診《み》てもらいましょう。

早期発見のためには、ものがつかみにくくなった、ものを落としやすくなった、道具がうまく使えなくなった、皮膚《ひふ》感覚が鈍《にぶ》くなった、といった変化に早く気づくことが大切です。

関節リウマチ治療に不可欠な薬物療法

次頁 41

関節リウマチの治療には、一般的な保存的治療として薬物療法を中心に、温熱療法・運動療法・装具療法などをとり入れていきます。

変形性膝関節症の薬物療法では、痛みの緩和《かんわ》だけが目的でしたが、関節リウマチの治療では、痛みを取り除くことに加えて、症状の進行を抑《おさ》え病気そのものを治すという重要な目的をもっています。

使われる薬は、おもに消炎鎮痛薬・副腎皮質《ふくじんひしつ》ホルモン薬・抗リウマチ剤に加えて、最近開発された生物学的製剤の4種類があります。

消炎鎮痛薬は、痛みや炎症の元となる物質を抑制するはたらきがある薬です。初期から症状が進んだ末期に至るまで、どの段階でも痛みを緩和するために処方されます。変形性膝関節症でも同じ薬を用います。

図41 リンク　関節リウマチの薬物療法

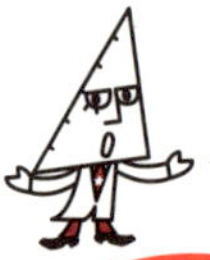

痛みを抑えることに加え、病気そのものを治すことが治療の目的。その中心となるのが薬物療法です

薬物療法
おもに使われる薬

＋

温熱療法
運動療法
装具療法

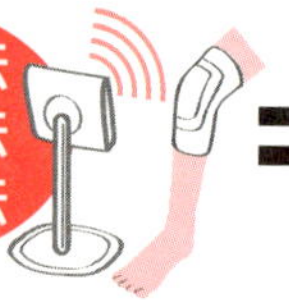

＝

保存的治療

消炎鎮痛薬

痛みや炎症の元となる物質のはたらきを抑制する

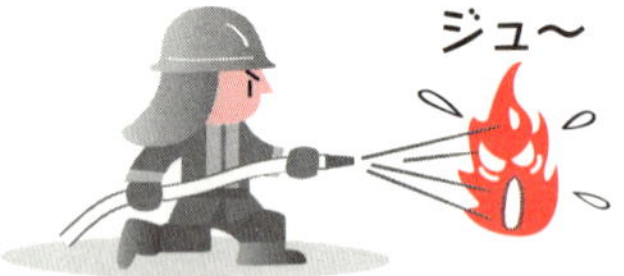
ジュ〜

副腎皮質ホルモン薬

ステロイド剤。病気の広がりを食い止める

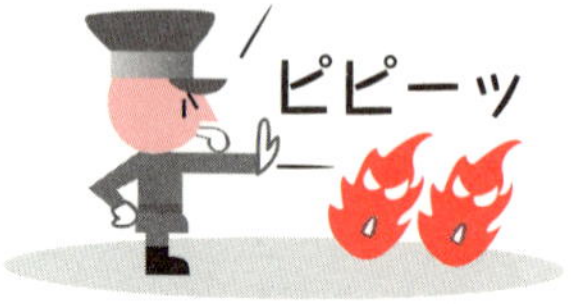
ピピーッ

抗リウマチ剤

病気の原因「免疫の異常」を改善する

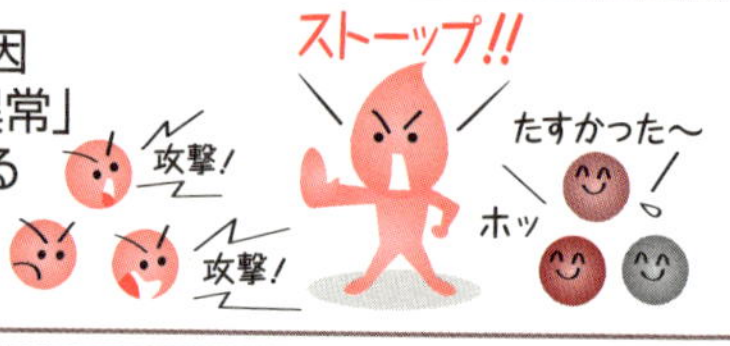
ストーップ!!
攻撃!
攻撃!
たすかった〜
ホッ

生物学的製剤

炎症を引き起こす原因物質サイトカインや免疫細胞（T細胞）のはたらきを抑制する

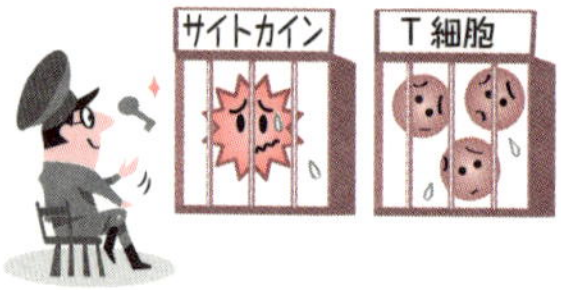
サイトカイン
T細胞

副腎皮質ホルモン薬は、いわゆるステロイド剤のこと。非ステロイド系の消炎鎮痛薬では、症状が抑えられない場合に使用します。作用は非常に強く即効性がありますが、長期間使用を続けると骨が弱くなったり、ムーンフェイス（顔が丸く膨《ふく》れる）などの副作用をともなうこともあります。服用する際は、必ず医師の指示に従いましょう。

抗リウマチ剤は、痛みや炎症を取り除くだけでなく、病気の原因である「免疫の異常」を改善するための薬です。滑膜（23頁）の増殖を抑制し、リウマチの進行を抑えるなど、関節の破壊《はかい》を防止することを目的とします。遅効《ちこう》性のため、効果が出るまでに数カ月はかかり、副作用には胃腸障害、*皮膚《ひふ》障害、造血障害などがみられます。

関節リウマチのさらに新しい薬に“生物学的製剤”があります。この製剤はバイオテクノロジー技術を薬に転換したもので、関節リウマチの炎症の原因となる“サイトカイン”という物質や、免疫と関係が深い*T細胞の抑制を行います。生物学的製剤により、関節リウマチの症状が劇的に改善し、いままでは不可能とされていた破壊した関節を元に戻したという報告も出ています。

生物学的製剤には、劇的な効果がある一方、副作用もあります。特殊《とくしゅ》なたんぱく質に対するアレルギーがあること、免疫細胞を抑制するために免疫力が低下し感染症がおこりやすくなるなどです。このため生物学的製剤は、専門医のもと注意深く使用することが必要です。また、比較的《ひかくてき》新しい薬で開発研究に費用がかかっているため高価なので、継続投与が必要な場合が多い関節リウマチでは経済的な問題がでることもあります。

薬物療法で痛みが少しでもおさまったら、適度な運動で関節が硬《かた》くなるのを防ぎ、筋力アップをはかりましょう。リウマチは痛みが強いため、症状が進むとからだを動かすことを避《さ》けてしまいがちですが、そうなると筋肉が落ちて

図42 リンク　関節リウマチの外科療法

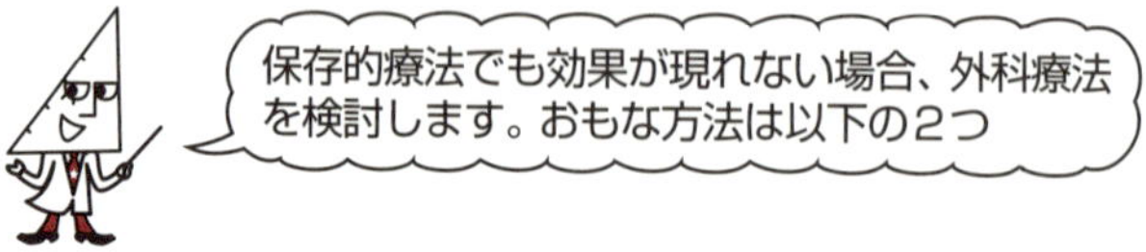
保存的療法でも効果が現れない場合、外科療法を検討します。おもな方法は以下の2つ

1 滑膜切除術

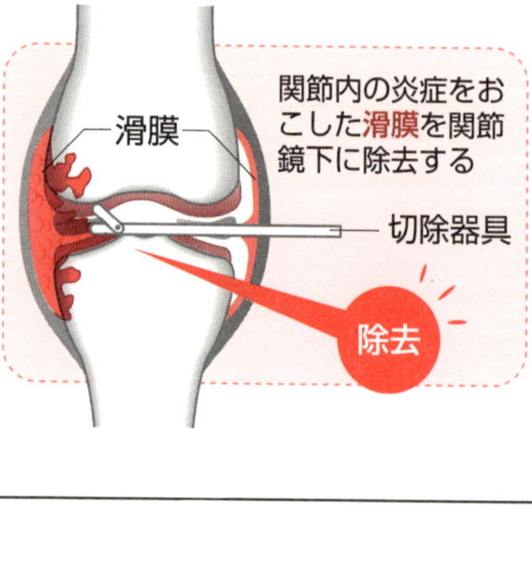
関節内の炎症をおこした滑膜を関節鏡下に除去する
滑膜
切除器具
除去

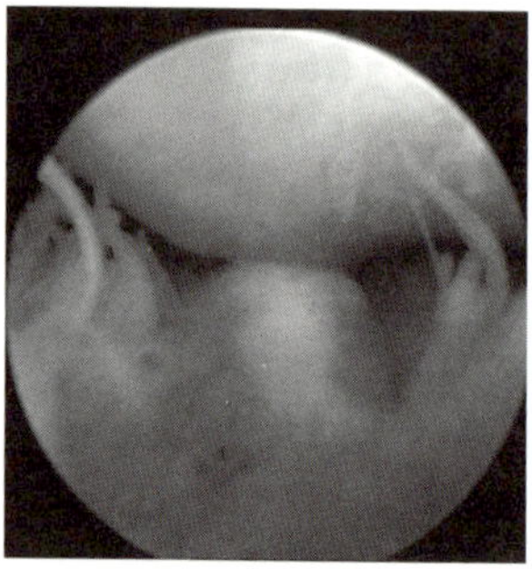

肘関節鏡：滑膜増殖

関節が硬くなり、重症化すると関節が癒《ゆ》着《ちゃく》して立ち上がれなくなることもあります。無理のない範囲で毎日、定期的に関節を動かしましょう。

関節リウマチの手術

42

関節リウマチが明らかに進行している状態で、薬物療法

2 人工関節手術

痛んだ軟骨を骨と一緒に取り除き、切除した部分に**人工関節**をとりつける

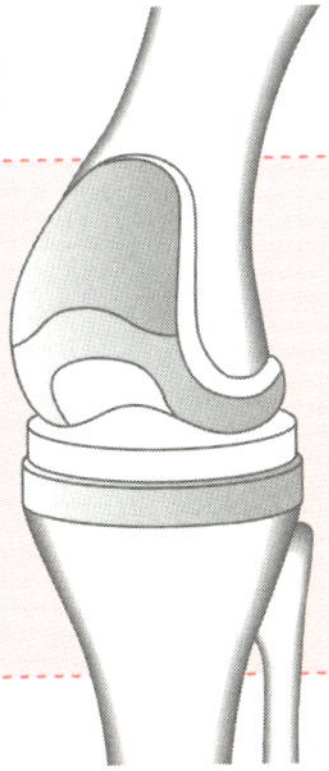

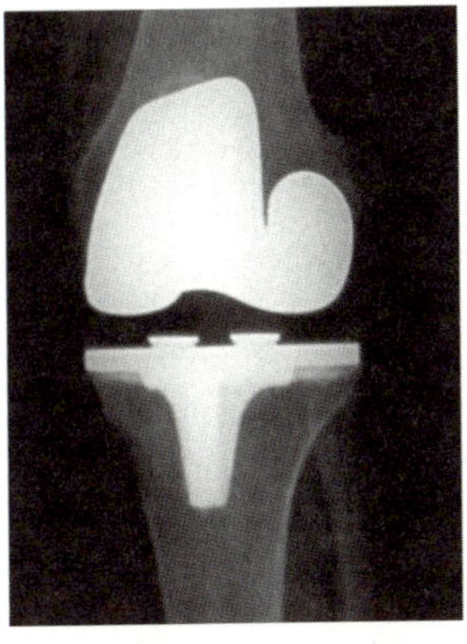

人工ひざ関節手術後 X 線像

手術は関節リウマチそのものの治療にはならず、引き続き保存的治療の継続が必要となります

など保存的療法の効果が現れず、日常生活にも支障をきたしている場合には、外科療法を検討することがあります。

具体的に行われる手術は、炎症がある滑膜（23頁）を切除する「滑膜切除術」や、関節の破壊された関節の表層を取り除いて人工関節を埋《う》め込む「人工関節手術」などが主な方法です。

滑膜切除術は、痛みの原因となる腫れた滑膜を取り除き、関節の破壊を防ぐ手術です。手の指や手首、ひじなどの小さな関節に多く適応されています。皮膚を切開する方法より、最近では内視鏡を使った手術が一般的になってきました。

人工関節手術は、股・ひざ・足首・肩・ひじ・指などさまざまな部分の関節適応されています。なかでも歩行を改善する目的から、下肢の関節リウマチでの手術例が多くみられます。人工関節には耐用《たいよう》年数という問題点があり、場合によっては再手術が必要になることもありますが、製品の研究や技術開発が進み、現在では20年以上安定した状態を保てるようになりました。

ほかにも、関節がグラグラしないように固定する「関節固定術」、頸椎《けいつい》の脱臼《だっきゅう》によるずれを戻《もど》して固定する「頸椎固定術」、切れた腱《けん》をつなぐ「腱形成術」などがあり、病態や患者の状態を考慮しながら手術法が選ばれます。

これらの手術によって関節の炎症を改善することはでき

ますが、関節リウマチはあくまでも全身性の病気です。ひざの関節を治療しても局所的な改善にしかならず、リウマチそのものの原因を治療したことにはなりません。術後、ほかの関節に症状が出る可能性は十分にあります。したがって、関節リウマチの治療は外科療法後も、継続して薬物療法を行う必要があります。

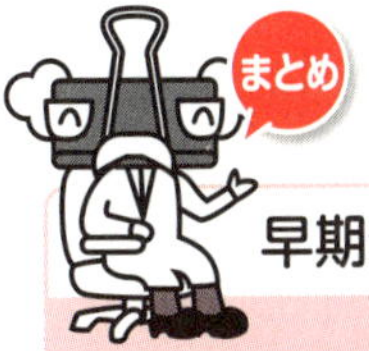

早期発見・治療が決め手「関節リウマチ」

■関節リウマチは、免疫システムが自身の細胞を外敵と誤認して攻撃することにより関節に炎症がおきる

■発症時は、手の指や手首、ひじなどの比較的小さな関節に違和感を覚えるが、進行するとひざなどの大きな関節にも痛みが生じる

■関節リウマチの症状は免疫システムの誤作動により生じているため、免疫を調整する薬などによる薬物療法は必要不可欠である

■関節リウマチは早期発見・早期治療により病気の進行を遅らせ、QOL（生活の質）を維持した生活が可能

いろいろある人工ひざ関節手術

東京都済生会中央病院
整形外科部長 **柳本 繁**

損傷部分を人工関節に入れ替える方法

変形性膝関節症に対する外科療法として、近年、普《ふ》及《きゅう》しつつある「人工ひざ関節手術」。これは大腿骨と脛骨の変形した部分（関節軟骨や軟骨下骨の一部）を切除して、金属やセラミック、ポリエチレンなどの素材でできた人工関節に入れ替えるというものです。

人工関節に置換する際は、関節包や靭帯に負担がかからないようにするため、変形した骨を切除しながらひざや脚の形を整えていきます。このような処置により、術後すぐに体重をかけることができ、痛みがすっきりと解消されます。高位脛骨骨切り術のときのような長期入院は必要なく、早期退院・早期社会復帰が可能な点もメリットです。

ただし、人工関節は人のからだにとってあくまでも異物であり、長い時間使い続けても骨と一体化することはありません。人工物であるため耐用年数には限度があり、一般には20年程度といわれています。長期間が経過して骨とのあいだに緩みが生じてくれば、再手術が必要になるのです。

人工関節が世界的に普及した1970年代よりさまざまな改良を重ね、耐用年数はじょじょに延びてきました。今後さらなる技術の進歩により、この欠点も克服《こくふく》される日が近いと予想されます。

人工ひざ関節手術の種類

人工ひざ関節手術には、「人工ひざ関節手術（TKA）」（152頁）「片側人工ひざ関節置換術（UKA）」「最小侵襲《しんしゅう》人工ひざ関節置換術（MIS）」といった種類があります。

人工ひざ関節手術（TKA）は、ひざ関節を構成する大腿骨・脛骨・膝蓋骨の関節面を人工ひざ関節に入れ替えるという手術です。一般的には、大腿骨と膝蓋骨の関節面に金属・セラミック製のコンポーネントを、脛骨の関節面にポリエチレン製のコンポーネントを装着します。

患者さんの年齢や体質、骨の形状にもよりますが、手術時間は通常2時間程度。たいてい術後4週間以内には杖を使って歩けるようになります。入院期間は約1カ月。その間に日常生活の動作（入浴・トイレ・階段昇降）についてリハビリ訓練を行います。退院する頃には痛みやこわばりが消え、ほぼ元どおりに歩いて社会復帰することが可能です。

片側人工ひざ関節置換術（UKA）は、大腿骨と脛骨の内側のみを人工関節に取り替えるという手術です。人工ひざ関節手術（TKA）に比べると、使用する人工ひざ関節の大きさは半分から3分の1程度。傷や出血が比較的小さくてすむ点もメリットです。術後の効果はTKAに遜色《そんしょく》なく、回復が早いことから、約2週間での退院も可能です。この療法は軟骨の損傷が部分的である場合に適応されます。

最小侵襲人工ひざ関節置換術（MIS）は、可能な限り少ない皮膚切開にとどめたうえで（8～10㎝程度）、軟骨の変形した部分を人工関節に入れ替えるという切開術です。関節や筋肉にメスを入れる部分が小さいため、そのぶん術後の機能回復が早く、リハビリ訓練もスムースとされています。入院期間が短縮され、社会復帰が早い点もメリットとされていますが、どの症例にも適応するわけではなく、従来どおり大きめに皮膚切開したほうが手術時間も短く、術後成績がよいケースも少なくありません。

手術には、感染症や血栓《けっせん》症などのリスクも伴います。そのため、自分の年齢や体質、関節の状態などから、いずれの手術法が適しているかを主治医とよく相談したうえで決めることをおすすめします。

退院後には適度な運動を心がけよう

ひざの痛みを抱える患者さんにとって多くの恩恵をもたらす人工ひざ関節手術ですが、術後は何もしなくてよい、というわけではありません。人工ひざ関節手術を受けるに至った患者さんの脚の筋力は著しく低下しているため、術後のリハビリテーションに筋力トレーニングが非常に重要です。

ひざをスムースに動かすには大腿四頭筋《だいたいしとうきん》という太ももの筋肉が大事な役割を担うため、この筋肉を鍛えるトレーニングと、関節の可動域を回復させるためのストレッチは、毎日欠かさず行うようにしましょう。

退院後は、定期的に外来受診して経過を観察します。すぐに通常の生活へ戻ることができますが、痛みがすっきり取れたからといって、装着した人工関節に激しい衝撃を加えるような動作は避けましょう。人工関節の耐用年数を上げるには、ひざへの負担を減らすことがポイントとされてきました。しかし耐用年数が飛躍《ひやく》的に上がった現在は、日常生活での活動量を制限する必要はとくにないとされています。

人工ひざ関節手術と片側人工ひざ関節置換術

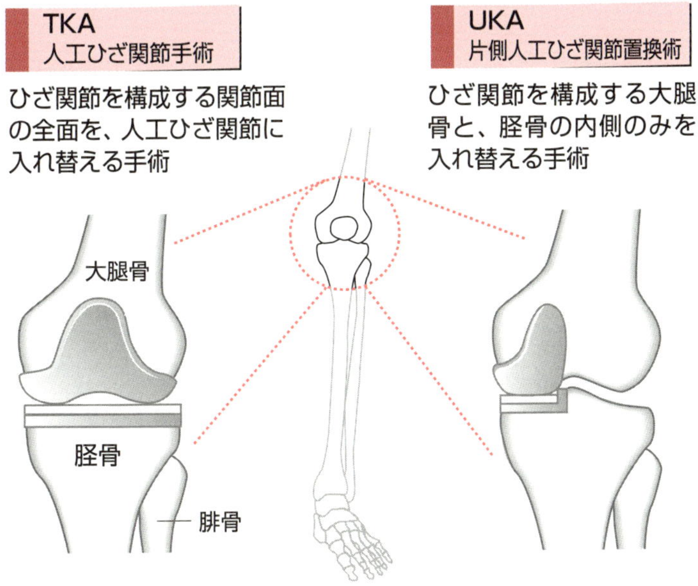
TKA
人工ひざ関節手術
ひざ関節を構成する関節面の全面を、人工ひざ関節に入れ替える手術
UKA
片側人工ひざ関節置換術
ひざ関節を構成する大腿骨と、脛骨の内側のみを入れ替える手術
大腿骨
脛骨
腓骨

その他

5 その他の"ひざ痛"の原因

ひざ痛の原因疾患はほかにもいろいろあります。そのなかから、変形性膝関節症と共通の特徴をもつ「特発性骨壊死《とくはつせいこつえし》」、運動をする方にみられる「半月板損傷《はんげつばんそんしょう》」をみていきましょう。

骨が一部壊死する「特発性骨壊死」

43

特発性骨壊死は、変形性膝関節症と同じく、50歳以上の女性にみられる病気です。ひざを動かすとゴリゴリとした摩擦音を感じ、立ったり座ったりするときに、股関節からひざにかけて強い痛みが生じます。

発症の初期段階のX線検査では、変形性膝関節症と区別がつかないことも少なくありません。ただし、MRI検査では骨の壊死を鑑別《かんべつ》することができ、早期発見が可能です。

この病気は、体重を支える大腿骨のひざ関節面に血行障害が生じて一部の骨組織が壊死し、その部分の骨破壊が進んで骨折することで発症します。

X線画像で見ると、関節面の一部がへこんで見えます。骨壊死の範囲は小さく、直径1～2㎝・厚さ0.5～2㎝ほ

図43 リンク　特発性骨壊死とは？

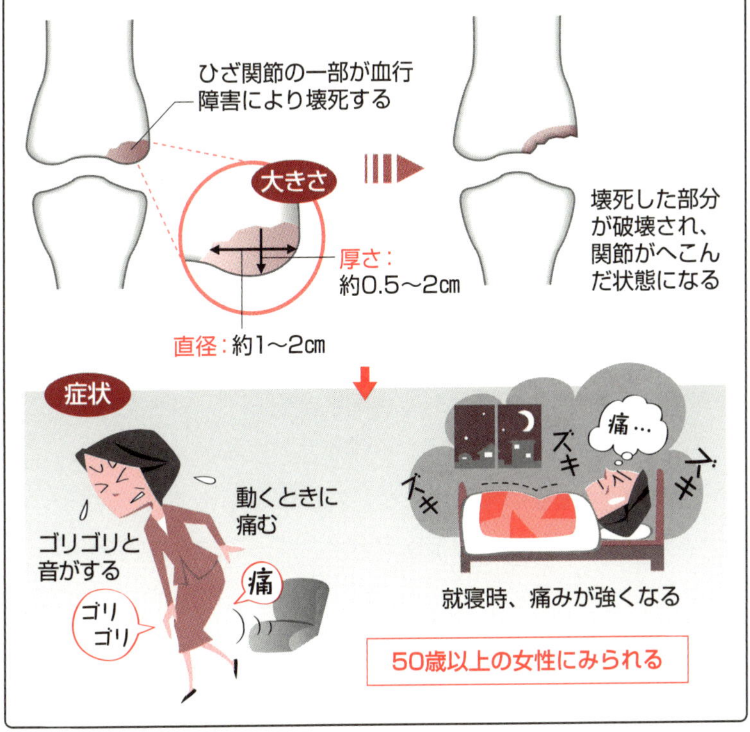
ひざ関節の一部が血行
障害により壊死する
大きさ
厚さ：
約0.5〜2㎝
直径：約1〜2㎝
壊死した部分
が破壊され、
関節がへこん
だ状態になる
症状
動くときに
痛む
ゴリゴリと
音がする
ゴリ
ゴリ
痛
痛…
ズキ
ズキ
ズキ
就寝時、痛みが強くなる
50歳以上の女性にみられる

どが一般的です。

　骨壊死を誘因する血行障害がなぜおきるかについては、ステロイド薬を服用している、飲酒量が多いなどの危険因子があげられますが、はっきりとした原因は解明されていません。

　変形性膝関節症と共通点が多い特発性骨壊死ですが、異なる特徴としては、夜間の就寝時に痛みが強くなることがあげられます。このようなときは、消炎鎮痛薬の服用で対処します。保存的療法で症状の進行を防ぐことが期待できない場合は、手術療法を選択することもあります。

ひざ関節を守る半月板が傷んだ「半月板損傷」

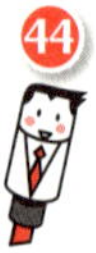

　大腿骨と脛骨のあいだにはさまる位置にある半月板。脊椎のクッション材である椎間板と同じく、ひざにかかる圧力を分散・吸収するはたらきがあります。

　半月板損傷とは、ひざに受けた衝撃などにより半月板が裂《さ》けたり割れたりする傷害のこと。ジャンプして着地したときや、走っていて急に停止したとき、からだをひねったときに、引き起こすケースが少なくありません。

　とくに損傷しやすいのは、内側の半月板。何らかの理由で関節に強い圧力が加わり、瞬間《しゅんかん》的に断裂を起こすパターンと、徐々に損傷が進行するパターンがあります。いずれも、ひざの曲げ伸ばしや、からだをひねるといった動作の際に、ゴキッと音がしたり、ひざの痛みや腫れ、水がたまるなどの症状が現れます。

　症状としては、ひざの可動域が狭まる「ロッキング」、階段の上り下りや歩いている最中に突然ひざの力が抜ける

図44 リンク 「半月板損傷」——3つの症状の特徴

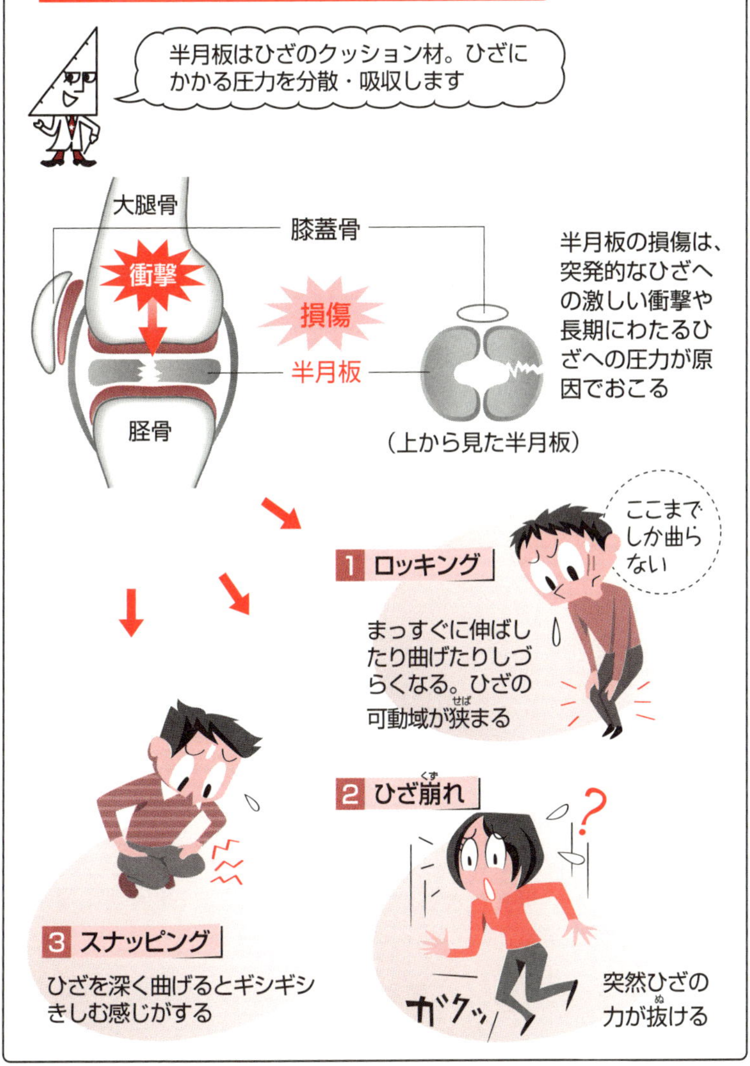
半月板はひざのクッション材。ひざにかかる圧力を分散・吸収します
大腿骨
膝蓋骨
衝撃
損傷
半月板
脛骨
(上から見た半月板)
半月板の損傷は、突発的なひざへの激しい衝撃や長期にわたるひざへの圧力が原因でおこる
1 ロッキング
ここまでしか曲らない
まっすぐに伸ばしたり曲げたりしづらくなる。ひざの可動域が狭《せば》まる
2 ひざ崩《くず》れ
ガクッ
突然ひざの力が抜《ぬ》ける
3 スナッピング
ひざを深く曲げるとギシギシきしむ感じがする

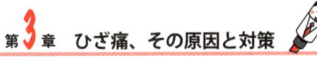

「ひざ崩れ」、一定の角度以上ひざを曲げようとするときしむ「スナッピング」の３つがあります。これらの症状がみられたら、半月板損傷の可能性があります。

半月板は血行が乏しく、再生は困難であり、完全に断裂してしまうと、もとへは戻せません。

治療法は保存的療法によって痛みを抑えて経過をみます。また、断裂《だんれつ》部か関節部で引っかかって疼痛や可動域制限を生じる場合は、手術療法によって断裂した半月板を切除することもあります。

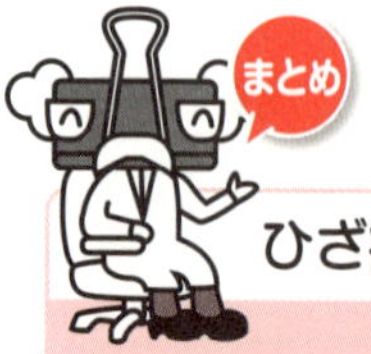

ひざ痛が生じるその他の病気

- 「特発性骨壊死」は、大腿骨のひざ関節面に血行障害が生じて骨の一部が壊死し、その部分の骨の破壊が進んで骨折に至る病気。特発性骨壊死でもひざ痛が生じる
- 特発性骨壊死は、薬物療法などの保存的療法で症状の進行を防ぐことが期待できない場合、手術が検討される
- ジャンプして着地したとき、走っていて急に停止したときなどの衝撃で、半月板が裂けたり割れたりする「半月板損傷」でもひざ痛がおこる
- 半月板は血行が乏しく、完全に断裂すると再生は困難になる

スポーツ損傷としてのひざ痛

オスグット病／膝蓋靭帯炎（ジャンパーひざ）／膝蓋骨脱臼／膝前十字靭帯損傷

東京都済生会中央病院
整形外科部長 **柳本 繁**

成長期におこる、スポーツが原因のひざ痛

スポーツのやり過ぎによって、ひざやそのまわりの組織にダメージを与えることがよくあります。年代的に目立つのが、10代の若者です。ジャンプをしたりダッシュをするような激しい動作でひざを酷使すると、まだ骨が成熟していないこともあり、トラブルをおこしやすいのです。

とくにひざを傷めやすいスポーツには、バスケットボール、バレーボール、サッカー、テニス、ダンス、陸上競技などがあげられます。これらの種目は学校の部活動でも盛んに行われています。

ひざの痛みを我慢してスポーツを続けていると、重症化して障害が残ることも。症状に気づいたら、しばらく運動を休んで、早期に適切な治療を受けることが大切です。

ここでは、「オスグッド病」「膝蓋靭帯炎（ジャンパーひざ）」「膝蓋骨脱臼」「膝前十字靭帯損傷」といった代表的な病気について説明しましょう。

膝蓋骨周辺におこる「オスグッド病」「膝蓋靭帯炎」

10代の頃を思い出してみると、ひざがきしんだり、膝蓋骨（ひざのお皿）が痛くなった経験がある人は少なくないでしょう。身長がグンと伸びる時期におこりやすいひざの痛みに、「オスグッド病（オスグッド・シュラッター病）」があります。いわゆる「成長痛」の一種です。

成長痛とは、骨とそのまわりの筋肉の成長スピードが違うことなどでおこる症状です。たとえば、脚の骨が急激に成長し、そこにつながる太ももの筋肉やひざの靭帯が引っぱられ、緊張《きんちょう》することなどが関係します。

オスグッド病は、軟骨部分が多い成長期の脛骨に、スポーツによる過剰な負荷がくり返し加わることで、未成熟な脛骨の表面が損傷を受けて発症します。このときの特徴的な症状が、お皿の少し下の痛みです。

この部分の脛骨をX線画像で見てみると、成長軟骨の一部がはがれていることがあります。発症してすぐは運動時にだけ痛みますが、軟骨の一部がはがれると、じょじょにひざが動かしづらくなり、激痛をともないます。さらに進行すれば歩行困難となり、正座やひざをついて座ることさえ難しくなるのです。

オスグッド病以外にも、激しい運動の負荷に耐えられず、膝蓋じん帯を損傷するという病気があります。中学生・高校生くらいの成長期におこる「膝蓋靭帯炎」、別名「ジャンパーひざ」がそれです。

膝蓋骨と脛骨をつないでいる膝蓋靭帯は、バスケットボールやバレーボールなどジャンプをすることの多いスポーツによって小さな傷がつきやすいのが特徴です。やがて膝蓋靭帯は変形や炎症をおこし、ひざの下に痛みが発生します。そして厄介なことに、この痛みはなかなか治りづらいのです。

無理にスポーツを続けて症状を悪化させると、運動ができなくなることもあります。症状があるときは運動を休み、消炎鎮痛薬で痛みを抑えながら、運動療法で筋肉を鍛えていきましょう。

若い女性に多い「膝蓋骨脱臼」「膝前十字靭帯損傷」

10代の女性に発症例が多いのが「膝蓋骨脱臼」。その名のとおり、膝蓋骨が脱臼するという病気です。一度脱臼すると、2〜5割の人が脱臼をくり返すといわれています。

膝蓋骨の脱臼とは、ひざのお皿が所定の位置からずれて移動してしまうこと。たとえば、ジャンプをして着地したときなどに、太ももの筋肉が強く収縮することでおこります。たいがい大腿骨に対して外側へ脱臼し、軽度のうちはずれた膝蓋骨を手で元の位置に戻すこともできます。

しかし、脱臼をくり返すにつれて不安定感は増し、末期の段階では手で元の位置に戻すことができなくなります。しだいに大腿骨や脛骨が変形し、場合によっては骨折することもあるので注意が必要です。

膝蓋骨脱臼と同じように、若い女性に多くみられる症状が「膝前十字靭帯損傷」。前十字靭帯とは、ひざにある4つの靭帯のうちの一つで、ほかの靭帯に比べて損傷を受けやすく、かつ治りづらいという特徴があります。初期段階では歩行可能ですが、膝前十字靭帯は血流が悪いために自然治癒することはほとんどありません。

症状は歩行時にひざが不安定になり、ふんばりがきかなくなることです。そのまま不安定状態が続けば、ひざの半月板をじょじょに傷害するようになり、半月板損傷が進行すれば歩行も困難になります。

また、この損傷は膝前十字靭帯だけでなく、半月板や内側側副靭帯なども同様に損傷している場合が多く、合併した傷害を放置すると骨の変形を招きます。

膝前十字靭帯損傷をしっかりと治療するには、保存的療法だけでなく、手術を検討する必要もあります。

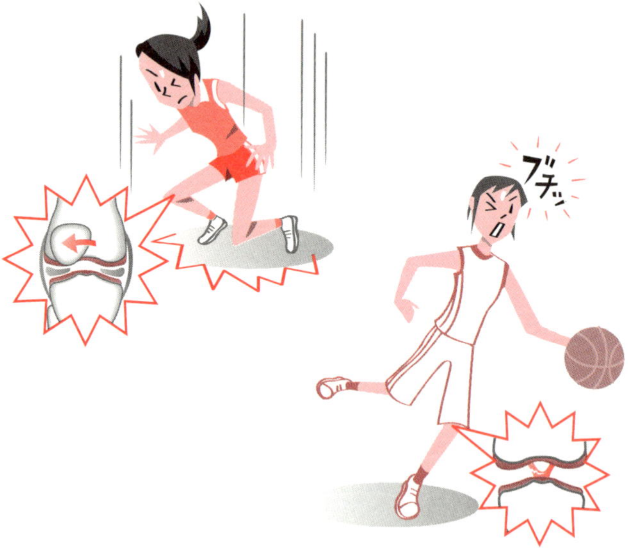

第4章

腰・ひざを守る暮らし方と痛みに負けないからだづくり

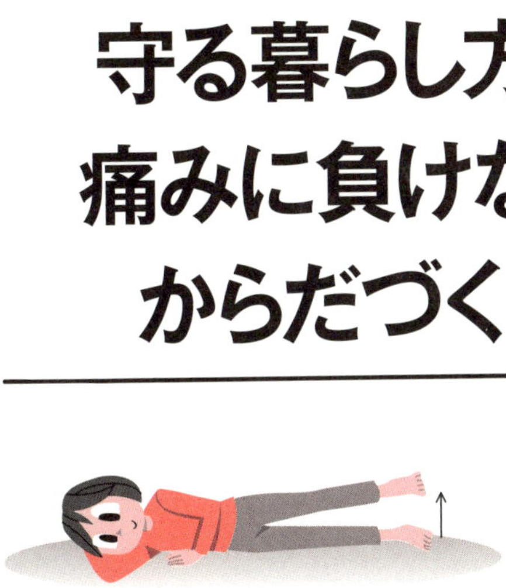

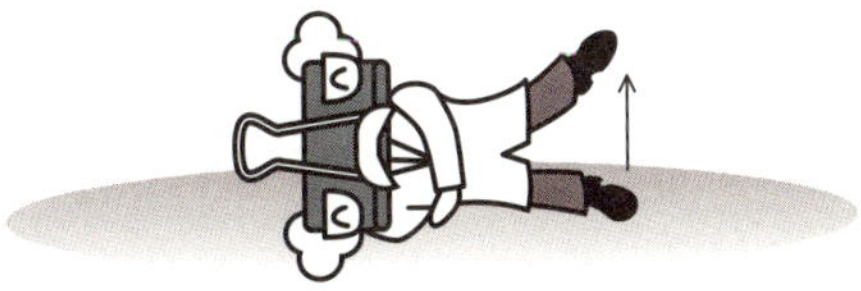

腰痛・ひざ痛は、その発症・進行には過食（肥満）や運動不足（腰やひざ関節を支える筋肉の筋力低下）、姿勢の崩《くず》れなどライフスタイルが影響しています。本章では、腰《こし》・ひざ関節に負担をかけない暮らし方を紹介します。

身につけたい、正しい姿勢

立つ・座る・歩くなどの動作にともなって、腰やひざに負担がかかります。しかし、正しい姿勢を心がけることで、腰やひざへの負担を軽くすることは可能です。

基本の立ち姿勢

本書の冒頭《ぼうとう》でお話ししたように、私たちのからだを支える脊柱《せきちゅう》は、側面から見ると、緩《ゆる》やかなS字カーブを描《えが》いています。このS字カーブを保つ姿勢が、腰やひざへの負担が少ない正しい姿勢です。

首を前につき出して背中を丸めた姿勢、逆に背中を反っておなかがせり出たような姿勢は、脊柱のS字カーブを崩して腰やひざにかかる負担を増大させます。正しい姿勢を身につけて、腰・ひざへの負担を減らしましょう。

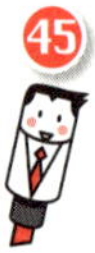

まずは、基本の立ち姿勢から練習してみましょう。ポイントは、①あごを引き、肩の力を抜く、②視線は前方に（自然と背筋が伸《の》びる）、③ひざを伸ばす、④下腹に少し力を入れる——の4つです。最初は壁《かべ》に背中をつけて練習するとよいでしょう。くり返し行ううちに、からだが正しい姿

図45 リンク 壁を使った立ち姿勢の練習

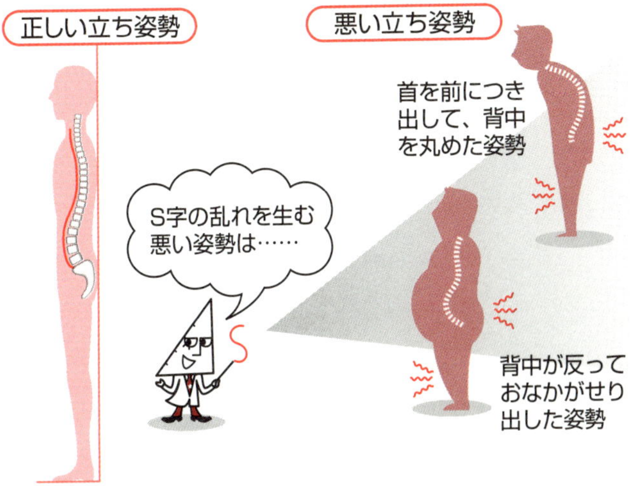
正しい立ち姿勢
悪い立ち姿勢
首を前につき出して、背中を丸めた姿勢
S字の乱れを生む悪い姿勢は……
背中が反っておなかがせり出した姿勢

壁を使った正しい立ち姿勢の練習の仕方

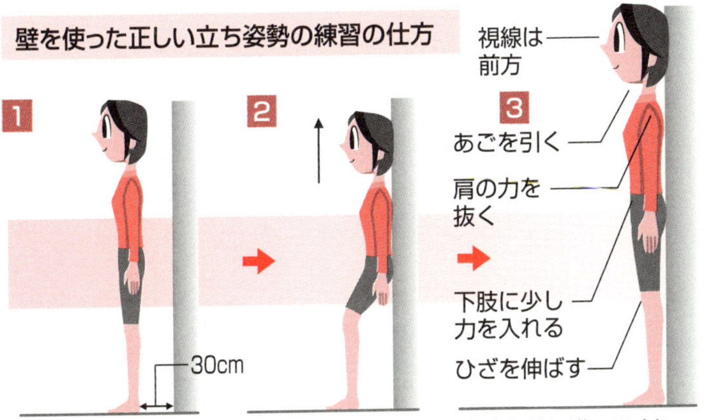
1
2
3
30cm
視線は前方
あごを引く
肩の力を抜く
下肢に少し力を入れる
ひざを伸ばす

1 壁を背にする。かかとの先から壁までの間隔が、30㎝になるような位置に立つ

2 ひざを少し曲げ、背中を壁につける

3 背中を壁に沿ってすり上げていきながら、かかとを壁に引き寄せると、正しい姿勢になる

勢を覚えていきます。

椅《い》子《す》や床に座るときの姿勢

椅子に座っているだけでも、実は腰にはかなりの負担がかかっています。椅子に座って背中を丸めたり、ふんぞり返ったりすれば、さらに腰への負担は大きくなります。

腰の負担を軽減するために椅子に座る際は、①下腹に少し力を入れる、②腰と太ももがほぼ直角になるようにする（腰を曲げない）、③背もたれと腰とのあいだにこぶしが1つ入るぐらいあけて座る（浅く腰かけないようにする）——といったことに注意しましょう。

床《ゆか》や畳《たたみ》に座る際、腰への負担がもっとも少ない座り方といえば正座。背筋と腹筋が適度に緊張《きんちょう》して左右のバランスが均等に保たれるため、背筋が伸びやすくなります。

ひざ痛のある人にとって、正座は非常につらい姿勢ですが、お尻《しり》と脚のあいだに座布団をはさんで腰の位置を高くすると、ひざにかかる負担が多少軽減されます。

ただし、ひざに強い痛みがあるときは無理をして正座をせず、椅子に座りましょう。その場合、椅子から立ち上がるときには要注意。深く腰かけた状態からいきなり立ち上がろうとすると、ひざに負担がかかってしまいます。

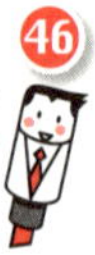

図46 リンク　腰・ひざに負担をかけない座り方

椅子の場合

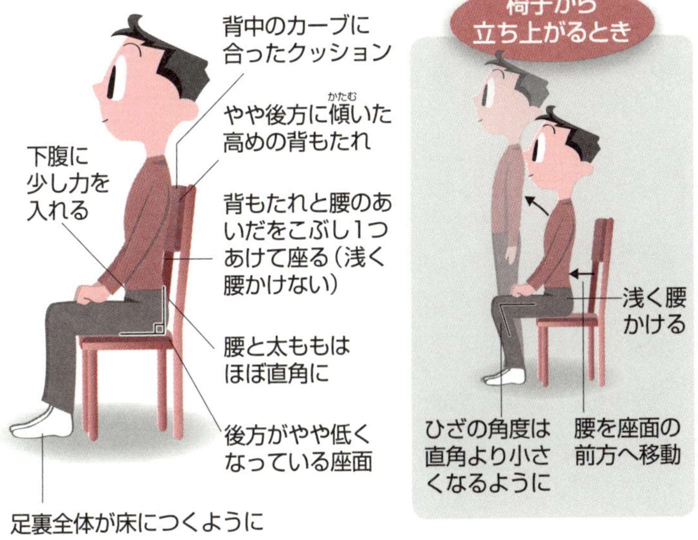
背中のカーブに合ったクッション
やや後方に傾《かたむ》いた高めの背もたれ
下腹に少し力を入れる
背もたれと腰のあいだをこぶし1つあけて座る（浅く腰かけない）
腰と太ももはほぼ直角に
後方がやや低くなっている座面
足裏全体が床につくように
椅子から立ち上がるとき
浅く腰かける
ひざの角度は直角より小さくなるように
腰を座面の前方へ移動

正座の場合

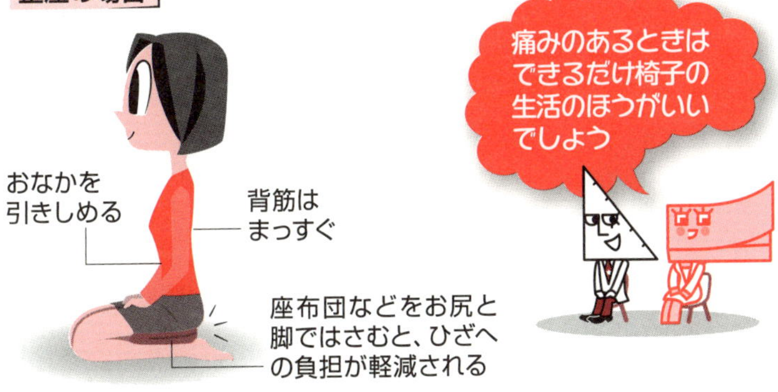
おなかを引きしめる
背筋はまっすぐ
座布団などをお尻と脚ではさむと、ひざへの負担が軽減される
痛みのあるときはできるだけ椅子の生活のほうがいいでしょう

椅子から立ち上がるときは、いったん腰を座面の前方に移動させ、つまり、浅く腰かけた状態になり、ひざの確度が直角より小さくなるようにして立ち上がります。そうすると、ひざにかかる負担が減ります。

歩行や階段昇降のときのポイント

腰やひざに負担がかからない「立つ」「座る」の姿勢をマスターしたら、次は歩き方です。

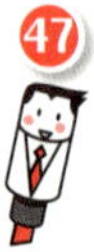

まずは、基本となる立ち姿勢（あごは軽く引き、背筋とひざを伸ばし、視線はやや遠くにおく）を確認し、それから歩行を開始します。踏《ふ》み出した足はかかとから着地し、さらに足裏全体を地面につけるようにします。

このような脚の動作をリズムよく、左右交互《こうご》にくり返しながら歩を進めていき、それに合わせて両腕《りょううで》を自然に振《ふ》りましょう。ひざが曲がっていないか、肩《かた》が下がっていないかなどに注意し、常に背筋を伸ばすことを意識して歩いてください。

階段の上り下りでは、つい前かがみな姿勢になってしまいがちですが、なるべく背筋を伸ばすようにしましょう。ひざに痛みがあるときは、痛みのないほうの脚から先へ出し、一段ずつ急がず、確実に階段を踏みしめていきます。

図47 リンク 腰・ひざに負担をかけない歩き方

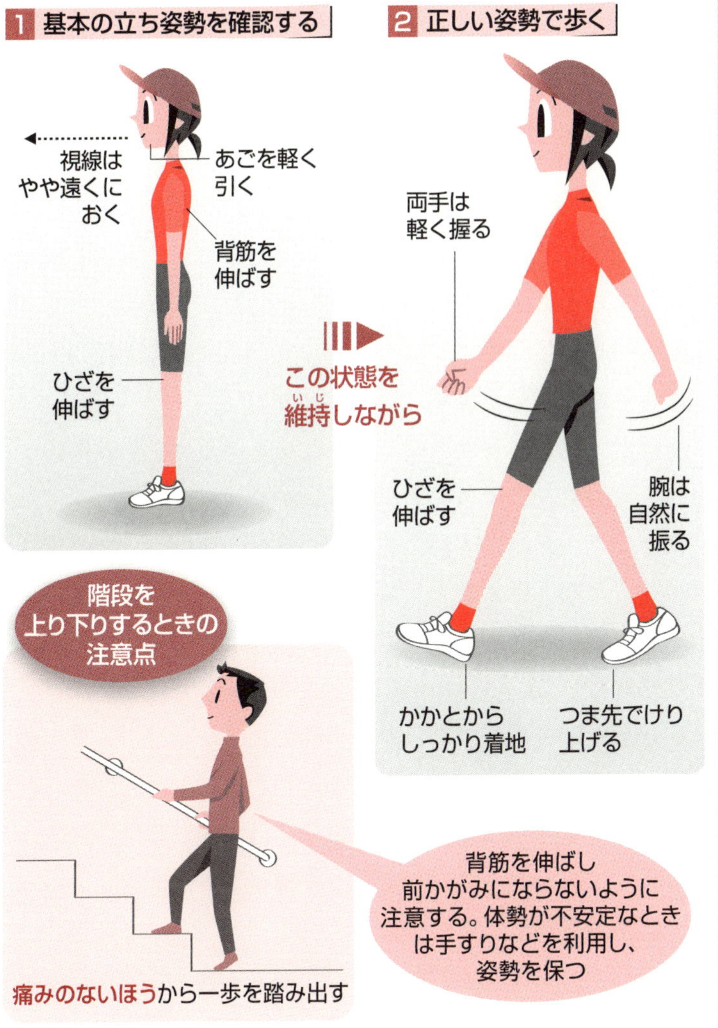
1 基本の立ち姿勢を確認する
視線は
やや遠くに
おく
あごを軽く
引く
背筋を
伸ばす
ひざを
伸ばす
この状態を
維持《いじ》しながら
2 正しい姿勢で歩く
両手は
軽く握る
ひざを
伸ばす
腕は
自然に
振る
かかとから
しっかり着地
つま先でけり
上げる
階段を
上り下りするときの
注意点
背筋を伸ばし
前かがみにならないように
注意する。体勢が不安定なとき
は手すりなどを利用し、
姿勢を保つ
痛みのないほうから一歩を踏み出す

体勢が不安定なときは手すりを使いましょう。

車を運転するときの姿勢

タクシードライバーなど、仕事で長時間車を運転する人には、腰痛《ようつう》にお悩みの方も少なくありません。長時間座り続けることによって腰の筋肉が緊張した状態が長く続くことも腰痛発生の要因になっていますが、やはり運転中の姿勢にも問題があります。

たとえば、必要以上にシートを後ろに下げたり、あるいは、背もたれを後ろに倒《たお》しすぎているケース。これではハンドルやペダルまでの距離が遠くなり、運転中に背筋を伸ばすことができません。前かがみの姿勢を長く続けていると腰に負担がかかるだけでなく、首が疲《つか》れて肩こりの原因にもなります。

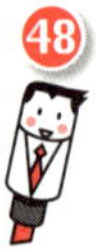

からだに負担の少ない運転姿勢をとるには、シートの位置が重要です。ハンドルをつかんだときに、ひじが軽く曲がる、足をペダルに置いたときに、ひざ頭が脚のつけ根よりもやや高くなる。――といったポイントを押さえてシートの位置を調整しましょう。

さらに背中にクッションなどをあてると、背筋が伸ばしやすくなり、腰の負担もより軽くなります。

図48 リンク　正しい車の運転姿勢

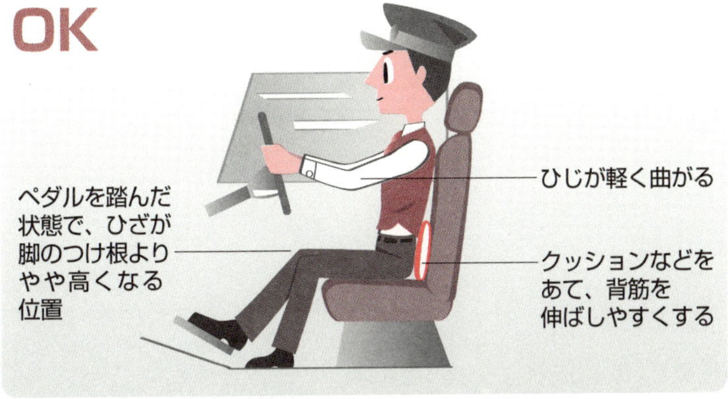
OK
ひじが軽く曲がる
ペダルを踏んだ
状態で、ひざが
脚のつけ根より
やや高くなる
位置
クッションなどを
あて、背筋を
伸ばしやすくする

腰、ひざに負担をかけるNG車の運転姿勢

NG

シートが後方になり過ぎたり、傾斜が強いと、ひざが伸びてしまい、運転中に背筋を伸ばしにくい

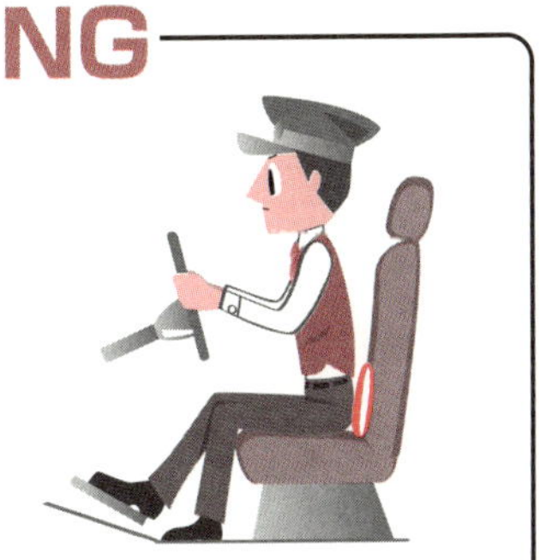
NG

前かがみの姿勢はNG。腰への負担が大きい

就寝中も脊柱のＳ字カーブを保つには……

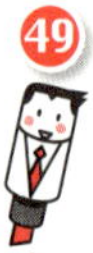
49

脊柱のＳ字カーブを保ち、腰やひざにもっとも負担が少ないのはあお向けに寝《ね》たときの姿勢です。しかし、使用する寝具によってはＳ字カーブを崩し、腰などに負担をかけてしまうことがあります。

図49 リンク　睡眠時、腰に負担をかけない工夫

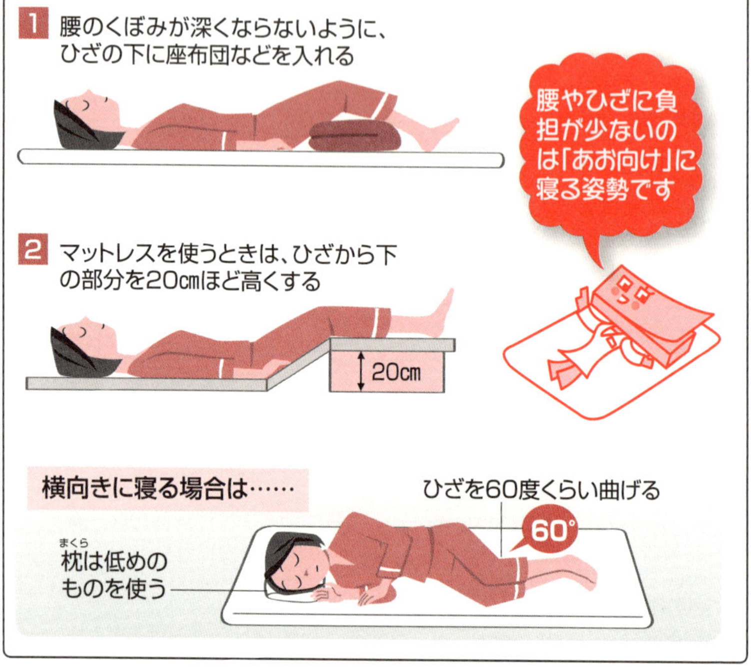
1 腰のくぼみが深くならないように、
ひざの下に座布団などを入れる
腰やひざに負担が少ないのは「あお向け」に寝る姿勢です
2 マットレスを使うときは、ひざから下の部分を20㎝ほど高くする
20㎝
横向きに寝る場合は……
ひざを60度くらい曲げる
60°
枕《まくら》は低めのものを使う

寝具を選ぶときは、まずマットの硬《かた》さです。やわらかすぎると腰が沈んで背骨が曲がってしまい、かといって硬すぎると、腰が反ってしまいます。寝てみてからだが沈《しず》まない程度の硬さが適しています。

枕もやわらか過ぎてはいけません。ある程度の硬さが必要です。枕の高さは、顔が床と平行になるような高さのものを選びましょう。

また、ぎっくり腰を起こした直後などで腰に強い痛みがあり、あお向けになるのがつらい場合には、ひざを軽く曲げて横向きで寝るか、あお向けになってひざの下に枕を置いて寝るとよいでしょう。

まとめ S字カーブ保持で腰やひざの負担軽減

- **S字カーブを保つ立ち姿勢のポイントは、①あごを引き、肩の力を抜く、②視線を前方におく、③ひざを伸ばす、④下腹に少し力を入れる**
- **椅子に座る際は、①下腹に少し力を入れる、②腰と太ももがほぼ直角になるようにする、③背もたれと腰とのあいだにこぶしが1つ入るぐらいあけて座る**
- **車を運転する際は、ハンドルをつかんだときにひじが軽く曲がるかなどを確認のうえ、シートの位置を調整する**
- **適度な硬さのマットや寝具を使うと、脊柱のS字カーブも自然と保たれる**

動作

2 腰・ひざに負担をかけない動作

ふだんの生活で、気づかないうちに腰痛やひざ痛を招いたり、痛みを増大させる要因となる動作があります。しかし、ちょっとした心がけで腰やひざを守ることができます。

重い荷物を持つとき・持ち上げるときの注意点

重い荷持を持つと、荷物の重量が腰やひざにかかり、負担が大きくなります。痛みがおさまっていても、できるだけ重いものを持つのは避けたいものです。

50

また、重い荷物を持たなければならないときは、片手で持つのは控《ひか》えてください。片手で持つと、荷物を持った側へからだが傾き、腰やひざへの負担が増大します。荷物は2つに分散して左右の手に1つずつ持つようにしましょう。

もう1つ注意していただきたいのは、床に置いた荷物を持ち上げるとき。ひざを伸ばして立った状態あるいは中腰で持ち上げようとすると、腰への負担が増大し、腰痛を引き起こしかねません。

荷物を持ち上げる際は、まずからだを荷物の正面に近づ

図50 リンク 荷物を持ち運びするときの注意点

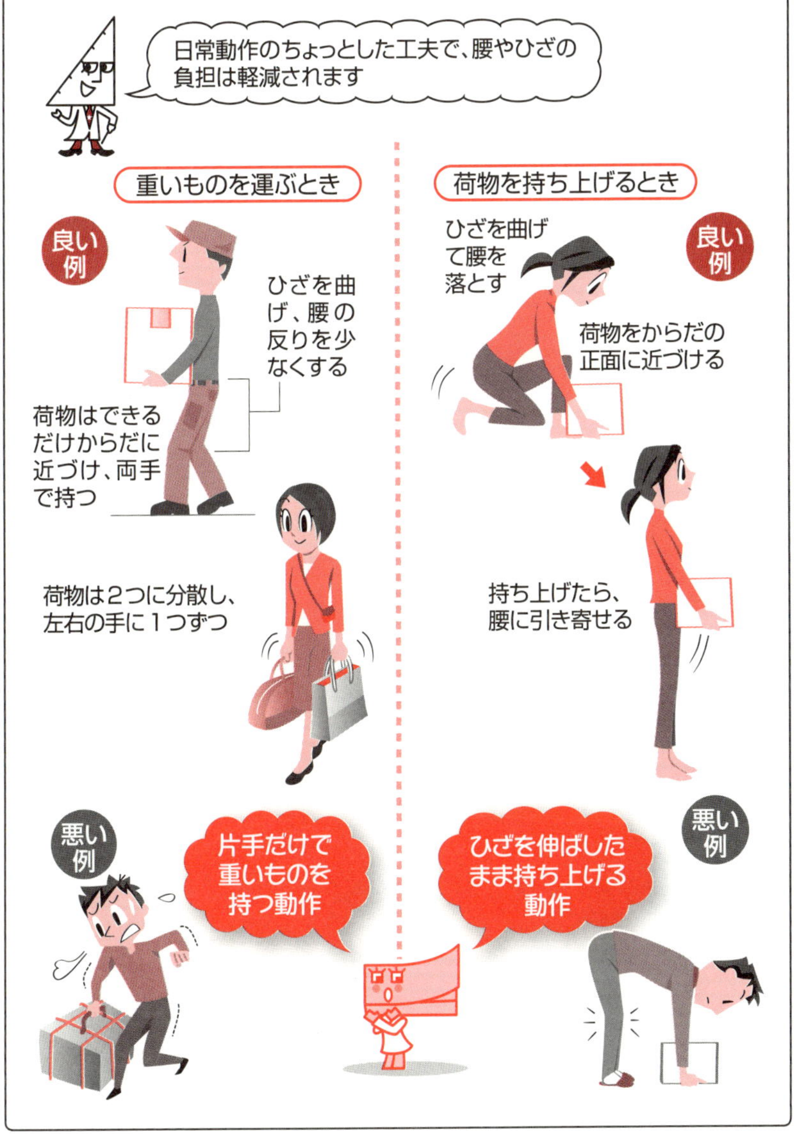

日常動作のちょっとした工夫で、腰やひざの負担は軽減されます
重いものを運ぶとき
良い例
ひざを曲げ、腰の反りを少なくする
荷物はできるだけからだに近づけ、両手で持つ
荷物は2つに分散し、左右の手に1つずつ
悪い例
片手だけで重いものを持つ動作
荷物を持ち上げるとき
良い例
ひざを曲げて腰を落とす
荷物をからだの正面に近づける
持ち上げたら、腰に引き寄せる
悪い例
ひざを伸ばしたまま持ち上げる動作

けて腰を落とします。そして、両手で荷物をつかみ、できるだけ荷物をからだに引きよせてから持ち上げます。

仕事中や家事を行う際に心がけたいこと

仕事で長時間座りっぱなし、立ちっぱなし、また中腰の作業をくり返す方は、自分が強いられている姿勢に注意が必要です。長時間同じ姿勢・動作を続けることは腰やひざへの負担が大きく、腰痛・ひざ痛の要因になります。仕事の合間に休憩《きゅうけい》をとったり、ストレッチを行って緊張した筋肉をほぐしてあげることが大切です。

また、炊事《すいじ》、洗濯《せんたく》、掃除《そうじ》などの家事も、立ちっぱなしや、中腰で作業することが多いものです。家事の際も、できるだけ同じ姿勢を長く続けないことが大切ですが、ちょっとした工夫でひざや腰への負担を軽くすることができます。こちらのほうも、ぜひ実践《じっせん》してみましょう。

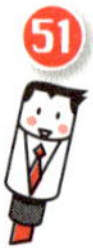

生活シーン別、腰・ひざの負担を軽減する動作

先に述べたこと以外にも、日常生活のなかには腰痛・ひざ痛を引き起こす要因が多くあります。布団やベッドから

図51 リンク 腰やひざにやさしい家事の工夫

1 炊事～中腰・立ちっぱなしを避ける工夫

可能であれば椅子に
座って作業する

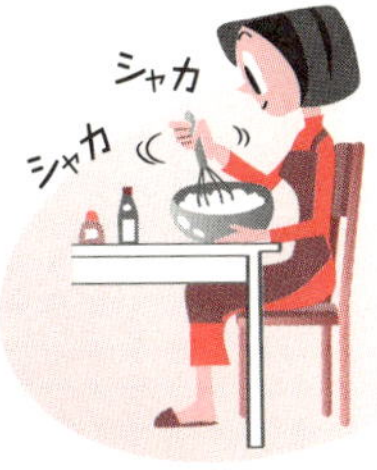

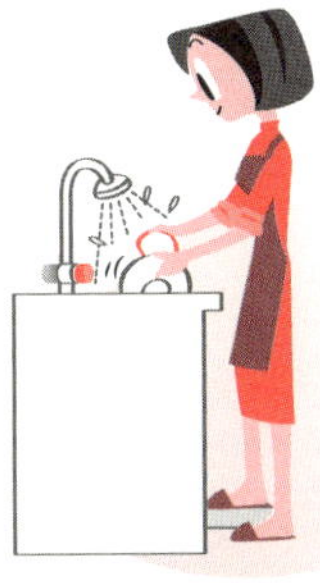

高さ10cm程度の台に片足
を置いた状態で作業する

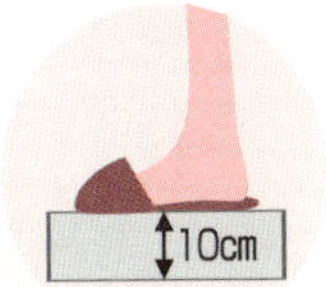

※ときどき台に乗せる
足を交替する

2 掃除・洗濯・アイロンがけ～前かがみを避ける工夫

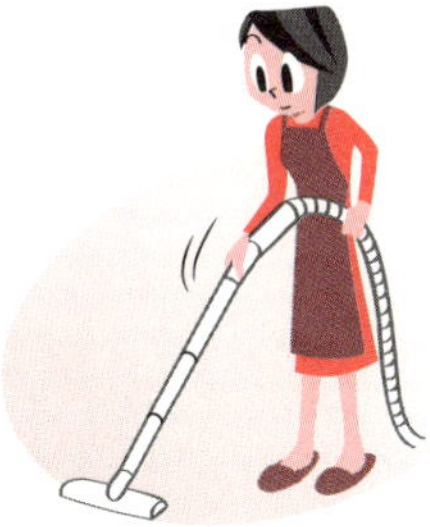

延長ホースをつけ、背筋
を伸ばした状態で掃除
機をかける

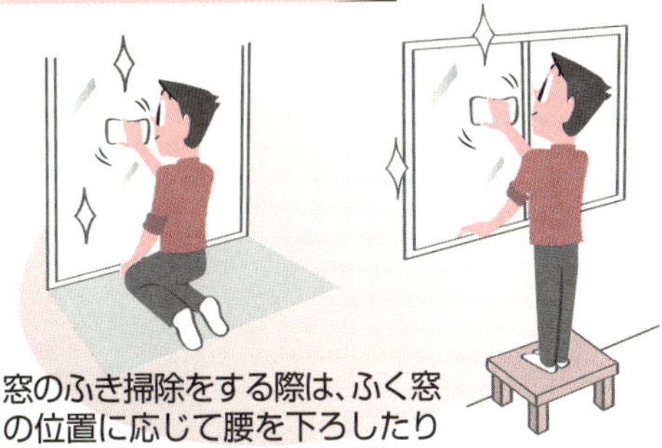

窓のふき掃除をする際は、ふく窓
の位置に応じて腰を下ろしたり
（床に近い窓をふく場合）、踏み台
を使う（上の窓をふく場合）

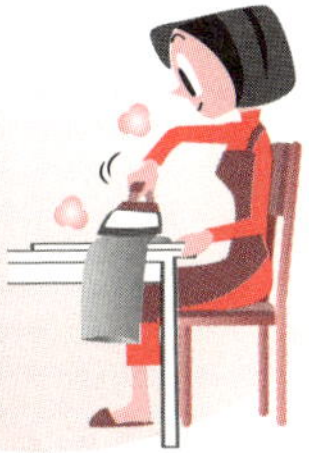

テーブルにアイ
ロン台を置き、
椅子に座ってア
イロンをかける

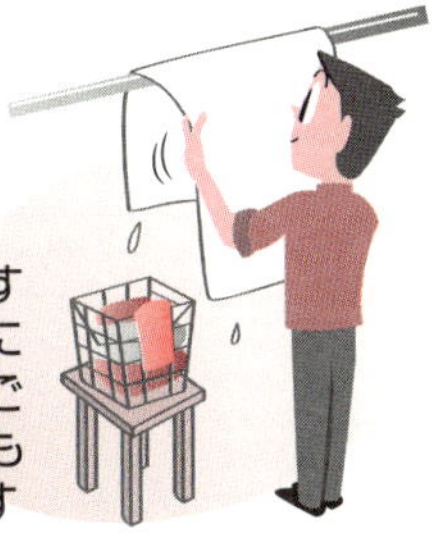

洗濯ものを干す
際は、台の上に
置いた洗濯かご
の中から洗濯も
のを取り、干す

の起き上がり方、洗顔、着替え、入浴など、日常の何げない動作や姿勢が、腰やひざに必要以上の負担をかけているのです。

たとえば起床時に、あお向けのままいきなり起き上がろうとすると、骨や筋肉を傷めることがあります。まずは温まった布団の中で、伸びをしたりおなかに力を入れるなど

▶腰、ひざの負担を軽減するコツ——起床時

起床時

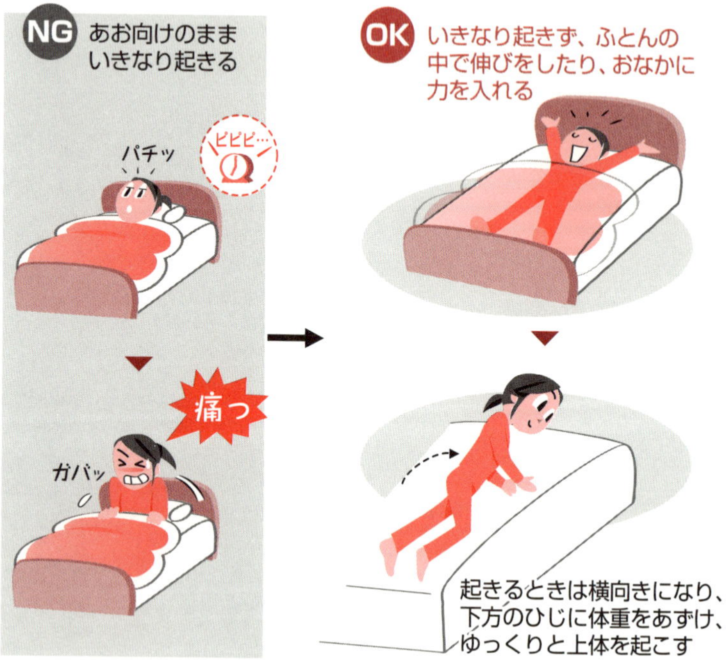
NG
あお向けのまま
いきなり起きる
パチッ
ピピピ…
痛っ
ガバッ
OK
いきなり起きず、ふとんの
中で伸びをしたり、おなかに
力を入れる
起きるときは横向きになり、
下方のひじに体重をあずけ、
ゆっくりと上体を起こす

のウォーミングアップを行いましょう。そして横向きになり、下方のひじに体重をあずけて、腹筋を使いながらゆっくりと上体を起こします。

顔を洗うときは、なるべく洗面台に向かって前かがみにならないようにしましょう。ひざを伸ばしたまま屈伸《くっしん》する姿勢は、腰に負担をかけるからです。ひざを曲げて、ひざ

▶腰、ひざの負担を軽減するコツ——顔を洗うとき

顔を洗うとき

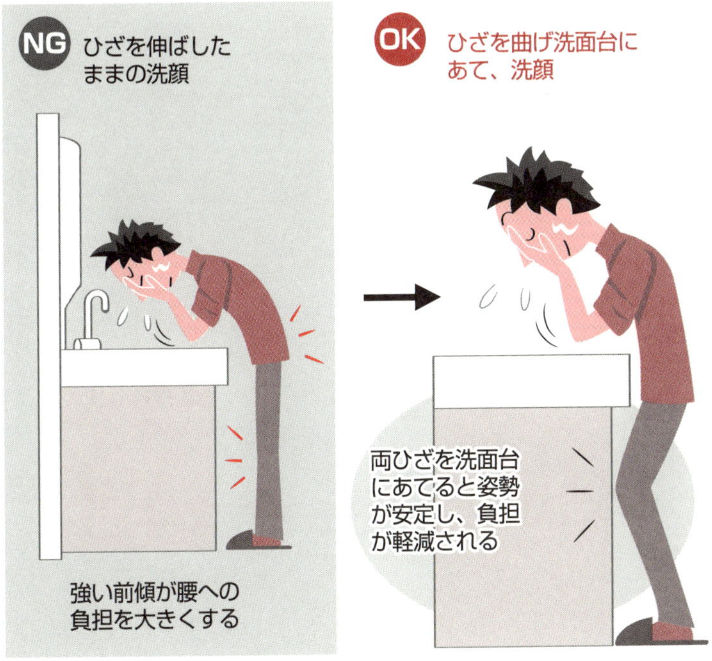
NG
ひざを伸ばしたままの洗顔
強い前傾が腰への負担を大きくする
OK
ひざを曲げ洗面台にあて、洗顔
両ひざを洗面台にあてると姿勢が安定し、負担が軽減される

頭を洗面台にあてると姿勢が安定します。

着替えでとくに注意が必要なのは、ズボンやソックスのはき方です。前かがみや片足立ちの状態は、姿勢が不安定なうえに腰を丸めるので非常に危険です。椅子に腰かけ、ズボンやソックスを手前に引き寄せてはきましょう。

▶腰、ひざの負担を軽減するコツ——着替え

着替え

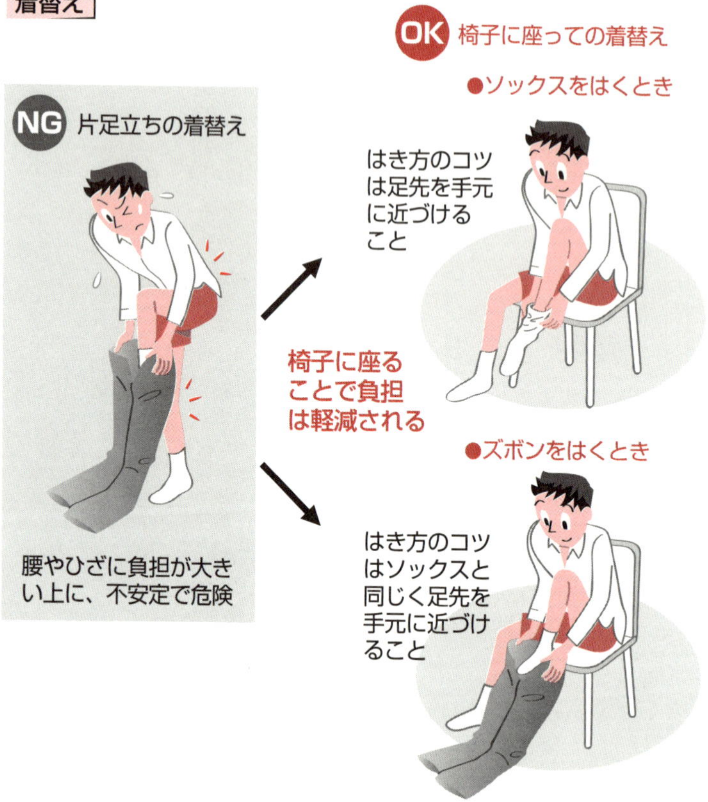

OK 椅子に座っての着替え
●ソックスをはくとき
NG 片足立ちの着替え
はき方のコツは足先を手元に近づけること
椅子に座ることで負担は軽減される
●ズボンをはくとき
腰やひざに負担が大きい上に、不安定で危険
はき方のコツはソックスと同じく足先を手元に近づけること

腰、ひざの負担を軽減するコツ——抱っこ

抱っこ

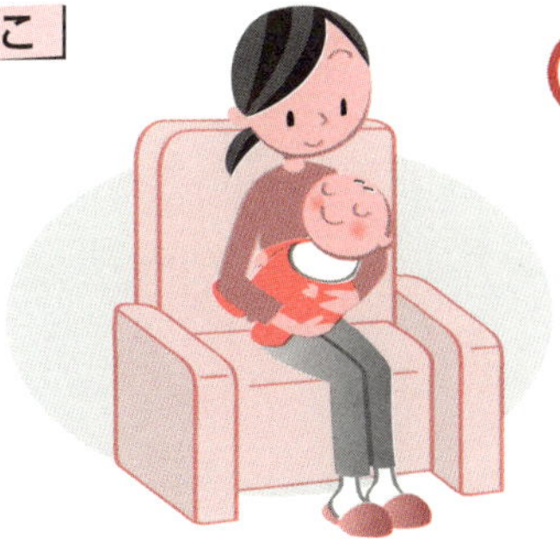

OK 椅子に座っての抱っこ

子どもを抱くときも、イスに座って抱っこをすると腰・ひざに負担が軽くなる

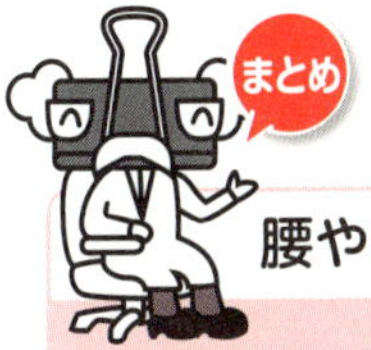

腰やひざへの負担を減らすコツ

- 荷物を持ち上げる際は、からだを荷物の正面に近づけて腰を落としてから両手で荷物をつかみ、できるだけ荷物をからだに引きよせてから持ち上げる
- 長時間同じ姿勢・動作を続けると腰やひざへの負担が大きくなるので、仕事の合間に休憩をとったり、ストレッチで緊張した筋肉をほぐすことが大切
- 起床時は布団の中で、伸びをしたりおなかに力を入れるなどした後、横向きになり、下方のひじに体重をあずけて腹筋を使いながらゆっくり上体を起こす
- ズボンやソックスをはく際は椅子に腰かけ、ズボンやソックスを手前に引き寄せてはく

肥満

3 肥満の人は改善を

肥満の人は、自身の体重で腰やひざに過大な負担をかけています。腰やひざへの負担を軽減するには、肥満を改善・防止することが必要不可欠です。

“肥満→腰痛・ひざ痛→動かない”の悪循環《じゅんかん》を断とう

腰やひざの痛みを予防・改善するには、肥満の解消が欠かせません。なぜなら、からだの重さはそのまま腰やひざへの負担となるからです。

また、肥満の人のなかには、おなかをつき出し、上半身を後ろに反らせた姿勢になっている人も少なくありません。これも脊柱のＳ字カーブを崩し、腰などへ過大な負担を与えます。

肥満は過食や運動不足などにより、過剰な体脂肪が蓄積《ちくせき》された状態ですから、改善するためには、食生活の改善や運動不足の解消が重要です。ところが、腰やひざに痛みがある人は、痛みの出る部位をかばってからだを動かさないようにする傾向《けいこう》があります。これでは腰やひざを支える筋肉が衰《おとろ》え、肥満も改善できません。

52

図52 リンク　過食と運動不足が原因となる痛みの悪循環

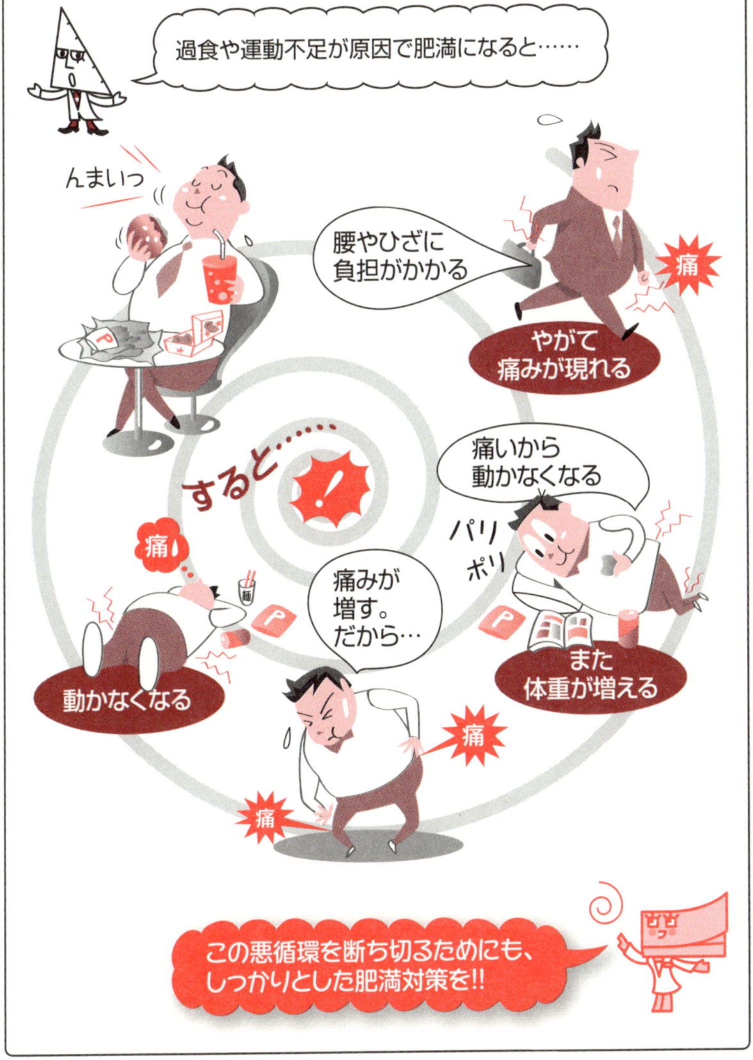
過食や運動不足が原因で肥満になると……
んまいっ
腰やひざに負担がかかる
やがて痛みが現れる
痛
するど……
痛いから動かなくなる
パリ
ポリ
また体重が増える
痛みが増す。だから…
痛
痛
動かなくなる
痛
麺
この悪循環を断ち切るためにも、しっかりとした肥満対策を!!

こうした悪循環を招かないよう、しっかりと肥満対策を講じましょう。

1日3食、栄養バランスのとれた食事を

肥満を解消するためには、「3度の食事を減らせばいい」などと考える人もいますが、これでは筋肉や骨をはじめとするからだの組織を作るたんぱく質などの栄養素が不足しがちになります。

肥満を改善するには、栄養バランスのとれた食事を、朝昼晩と規則正しく、かつ腹七～八分目とることがもっとも大切です。

朝食べたものは日中の活動を支えるエネルギー源として消費され、脂肪が蓄積されにくいので、比較的《ひかくてき》しっかりと食べることがおすすめです。しかし、夕食の場合、とくに夜遅くにとる場合は、からだは食事でとったエネルギーを脂肪として蓄《たくわ》えてしまう可能性が大。そのため、脂っこいものなど高カロリーのメニューや、ボリュームのある食事を多量にとることは避けましょう。そして、夕食は就寝の2時間前までにとるようにしましょう。

また、ご飯や麺類《めんるい》などの主食はたくさん食べると体脂肪になりやすいので、どんぶり飯などは控え目にします。逆

に、野菜やきのこ類、海藻類、豆類・大豆製品など、ビタミンやミネラルが豊富な食品を積極的にとるよう心がけましょう。

そして、もう一つ実践していただきたいのが、よく噛《か》んで食べること。脳が満腹感を得るには、食べ始めてから20～30分かかるといわれます。ゆっくりと食べれば、ボリュームが少ないメニューでも満腹感を得られます。ひと口ごとに、20回以上は噛むようにしましょう。

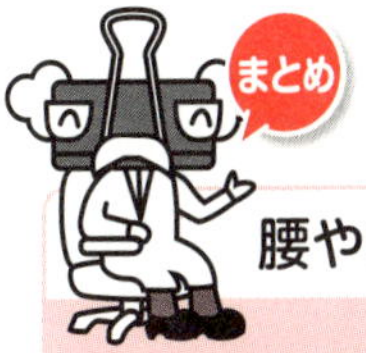

腰やひざに負担をかける肥満は予防・改善を

- ■肥満の予防・改善には、1日3食、栄養のバランスがとれた食事を腹七～八分目、あるいは適度な運動を習慣づけることが大切
- ■高カロリーの脂っこい料理などは、食べ過ぎないよう注意する
- ■ご飯や麺類、パンは糖質の供給源であるが、ラーメンライス、あるいはパスタとパンといった組み合わせは糖質をとりすぎ、肥満を招くので要注意
- ■早食いの習慣は知らず知らずのうちに過食を招くので、よく噛んで食べるよう心がける

セルフ

4 その他のセルフケア

冷え対策のための温熱療法、痛み対策のためのマッサージなど家庭で手軽に行える治療法を紹介《しょうかい》します。温熱療法は急性期から行えますが、マッサージは痛みが軽くなったのちに行いましょう。

痛みの天敵「冷え」の対策

からだが冷えると筋肉が緊張して血流が悪化、腰痛やひざ痛が激化することがあります。腰痛・ひざ痛がある人は、できるだけ腰やひざを冷やさないように注意しましょう。

冬の厳寒期には、寒さ対策として重ね着をする方も少なくありません。しかし、冬場の室内は暖房《だんぼう》がきいていて厚着をし過ぎるとかえって汗《あせ》をかき、それが冷えにつながることもあります。上半身は薄手《うすで》で保温効果の高い下着などを利用し、下半身は腹巻きやスパッツ、サポーターなどで患部《かんぶ》を重点的に保温するとよいでしょう。

53

暑い夏場は、冷房のきいた室内に長時間いるとからだが冷えてしまうので、ひざかけやソックスで冷えに備えます。また、エアコンの設定温度を下げ過ぎないことも大切です。エアコンの設定温度は28度が理想的。猛暑《もうしょ》日にはエアコ

図53 リンク **夏場と冬場の保温対策**

夏場
冷房(クーラー)対策
冷
エアコンの設定
温度は、28度く
らいで抑える
ひざかけ
を使う
温
ソックス
をはく
冬場
暖房対策
温
薄手の
保温効果の
高い下着
腹巻き
スパッツ
温
サポーター

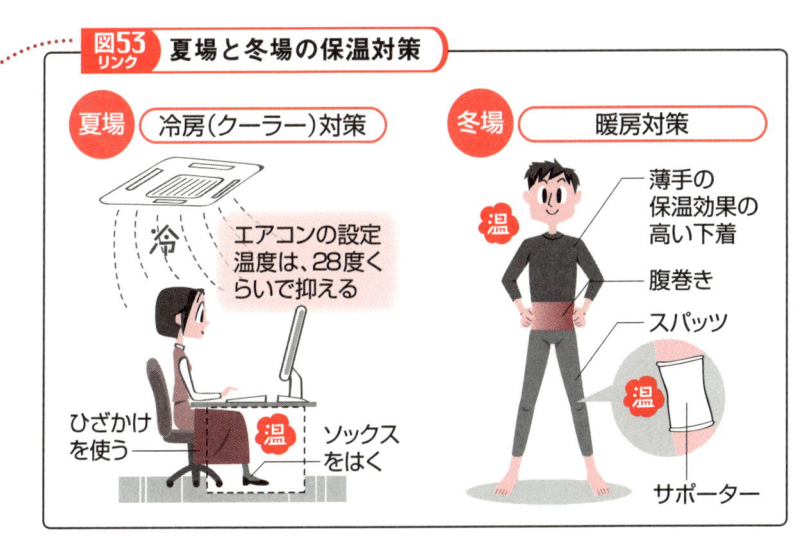

ンのほかに扇風機を併用《へいよう》したり（室内の熱気が１カ所にたまらないようにする）、窓から入る日光をカーテンやブラインドなどで遮《さえぎ》るなどといった工夫を施せば、過ごしやすくなります。

家庭でできるセルフケア「温熱療法」

　暑い日や寒い日だけでなく、季節の変わり目や梅雨時、朝夕の温度差が大きい日なども、腰・ひざの痛みが強くなることがあります。

　そのようなときには、日常生活のなかで患部を温める工

夫を、積極的に施《ほどこ》しましょう。

だれでも手軽にできる方法として、毎日の入浴があります。湯船につかることで血行がよくなり、筋肉の緊張がとけて痛みが緩和《かんわ》するのです。

お湯の適温は40～42度。まずは10分間ほど湯船につかり、次に15～20度の冷水シャワーを患部にあて、再び湯船に5分間ほど入ります。これを「温冷交代浴」といい、数回くり返すと通常の入浴法よりも全身や患部がポカポカと温まります。ただし、長時間の入浴がよくない心臓病や高血圧の人は、医師に相談してから行うようにしましょう。

また、患部に使い捨てカイロを貼《は》れば、手軽にじっくりと温めることができます。

家庭でできるマッサージ

慢性《まんせい》的に腰やひざの痛み・疲労が取れないときは、マッサージが有効です。手のひらを皮膚に密着させて筋肉や腱《けん》をさすったり、もんだりします。また、指を使って患部に圧力を加える指圧を行うと、心地よい刺激で疲労を取り除くことができます。

腰・ひざともに、マッサージは入浴後に行うと血行がよ

図54 リンク 手軽にできる入浴法——温冷交代浴

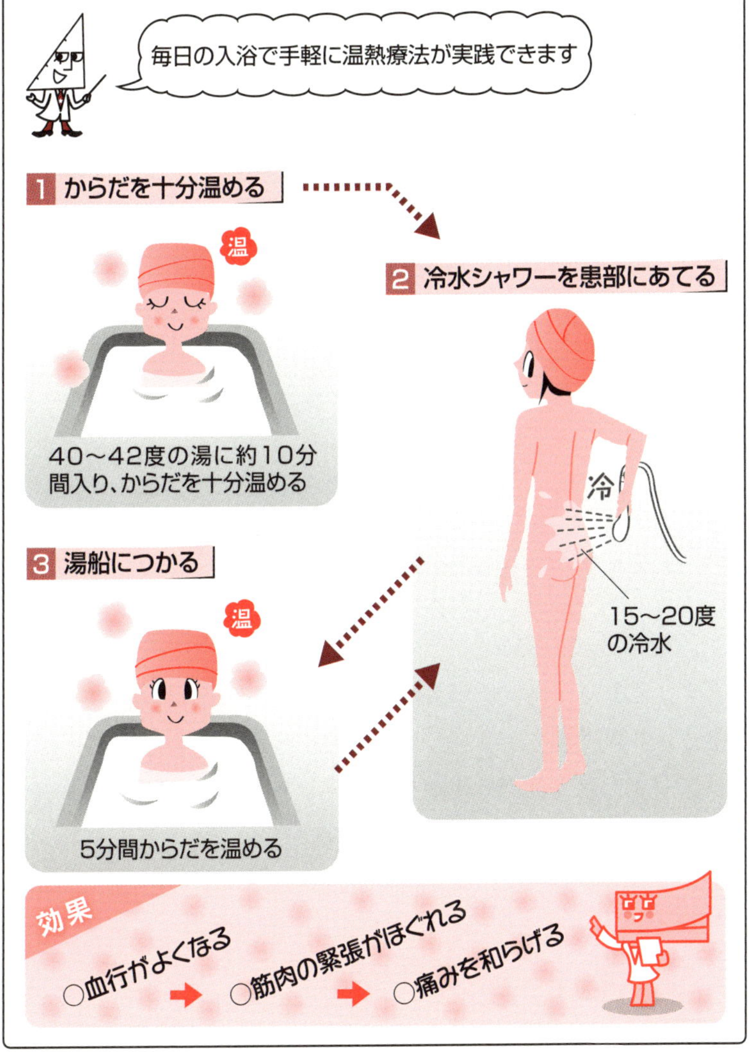

毎日の入浴で手軽に温熱療法が実践できます
1 からだを十分温める
温
40～42度の湯に約10分
間入り、からだを十分温める
2 冷水シャワーを患部にあてる
冷
15～20度
の冷水
3 湯船につかる
温
5分間からだを温める
効果
○血行がよくなる → ○筋肉の緊張がほぐれる → ○痛みを和らげる

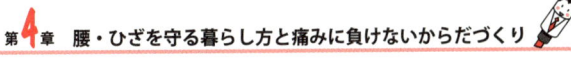

くなり効果的です。患部に蒸しタオルをあててから行ってもよいでしょう。

2人で行う腰のマッサージ

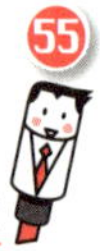

慢性腰痛にきくマッサージは、基本的に2人で行います。おもに手のひらや手のつけ根部分を使い、マッサージを受ける人の皮膚《ひふ》と密着するように行うのがコツです。

手のひらを使う場合は、マッサージを受ける人のからだ表面の凹凸に合わせて動かします。

このとき、リズミカルに手をすべらせると、受け手もより気持ちよく感じるはずです。慣れるまでは「1、2、3、4」とテンポをとりながら行うと上手にできるでしょう。

椅子を使って自分で行う腰の指圧法

デスクワークでは、どうしても腰に痛みが出やすくなります。これは長時間同じ姿勢を続けることで腰の筋肉が緊張し、血行が悪くなったことが原因と考えられます。

こんなときは腰のツボを刺激して、筋肉の緊張を緩和すると痛みがラクになります。長時間ドライブをするときも効果的です。

図55 リンク 腰のマッサージ

1

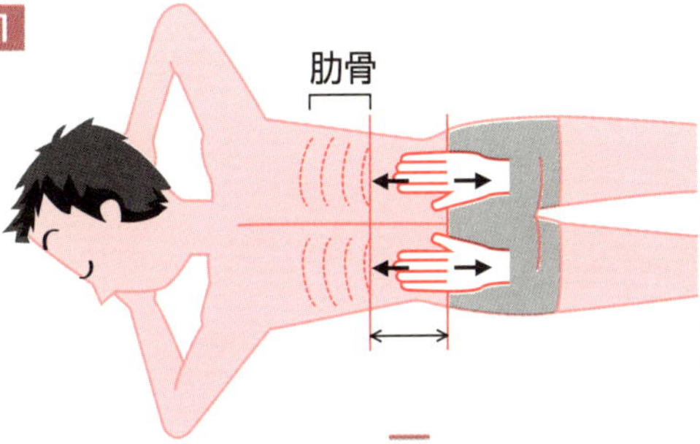

背骨の両側にたまった筋肉の緊張を取るマッサージ。
肋骨《ろっこつ》の下から腰骨にかけて、背骨をはさむかたちで両手を置き、手のひらで上下に背中をさする。初めは軽く、じょじょに力を加えていく

2

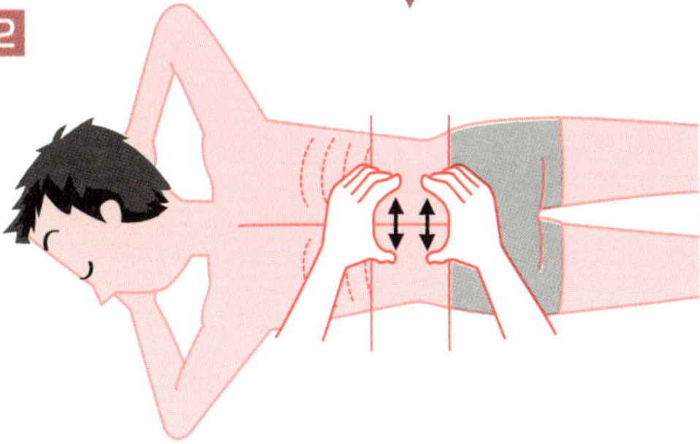

背骨に対して直角に手を置き換える。
背骨の両脇《わき》を親指と4本の指ではさみ、押し込むようにもむ

3

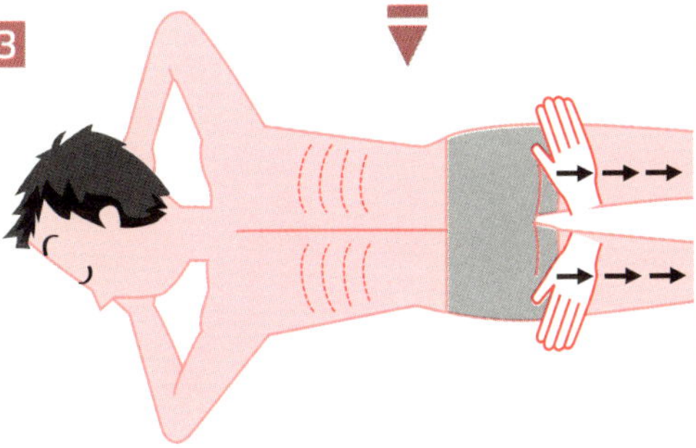

手のひらで太ももの裏側を、脚のつけ根からふくらはぎにかけて上から下へ押さえていく。手を移動させる際、完全に皮膚から離さず、少し浮《う》かせてすべるようにするとスムース

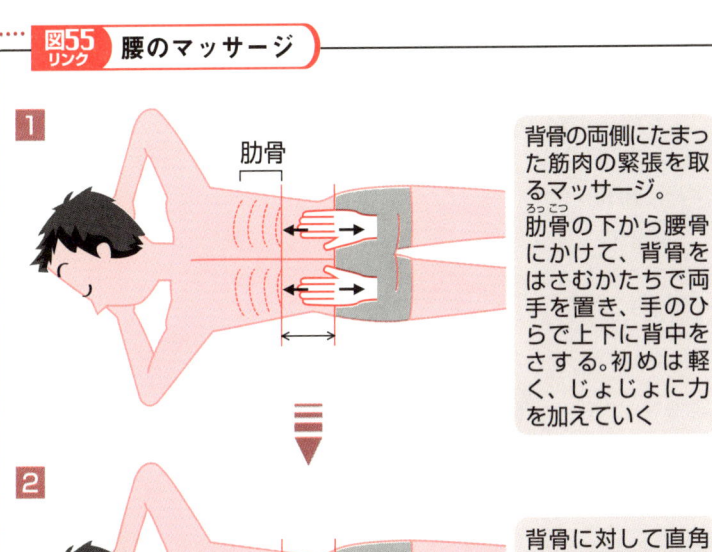

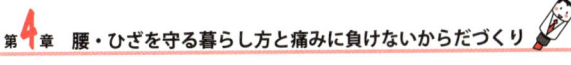

図56 リンク 椅子《いす》を使った腰のマッサージ

1 椅子に浅く腰かけ、ウエストラインに両手をあてます。親指を除く4本の指はおなか側に、左右の親指はそれぞれ背中側に置きますが、このとき親指は、背骨から指2本分ほど左右に離れた位置にあるツボにあてます。そして、体重をかけて左右のツボを同時に指圧します。椅子の背もたれにひじをあて、寄りかかるような姿勢で押すと、腰のツボにより圧力が加わります。

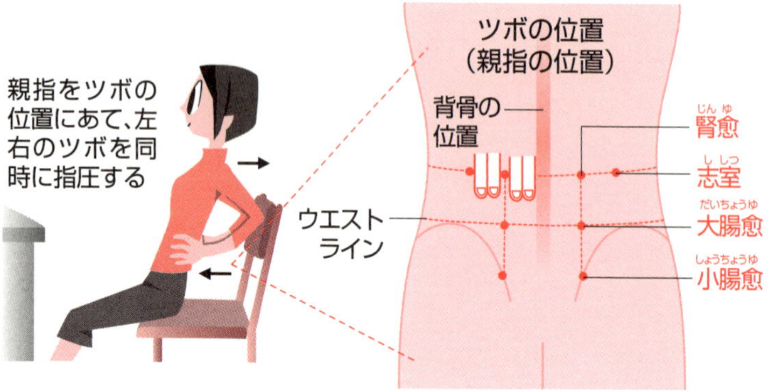

親指をツボの位置にあて、左右のツボを同時に指圧する
ツボの位置
(親指の位置)
背骨の位置
ウエストライン
腎愈《じんゆ》
志室《ししつ》
大腸愈《だいちょうゆ》
小腸愈《しょうちょうゆ》

2 椅子に深く腰かけ、空きビンをタオルで包んだものなどを背もたれと腰のあいだではさみ(ウエストラインの位置)、腰を背もたれに押しつけるようにすると、腰のツボに適度な刺激が加わります。

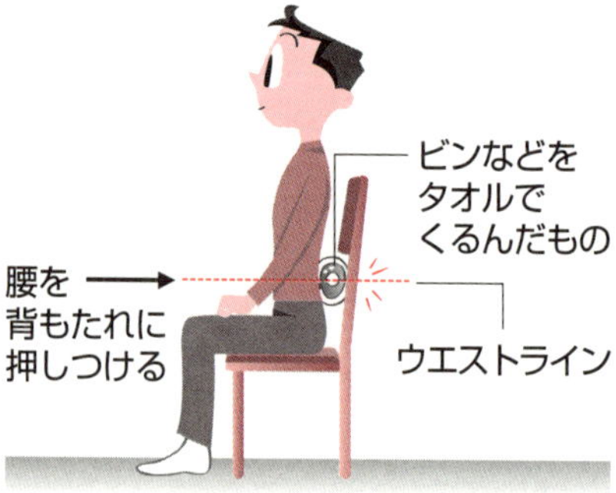

ビンなどをタオルでくるんだもの
腰を背もたれに押しつける
ウエストライン

3 椅子の背もたれ側に背を向けて立ち、背もたれの縁《ふち》にウエストラインを合わせます。痛くない程度に寄りかかり、腰を伸ばします。このとき背もたれにひざかけやクッションなどをあてるとよいでしょう。

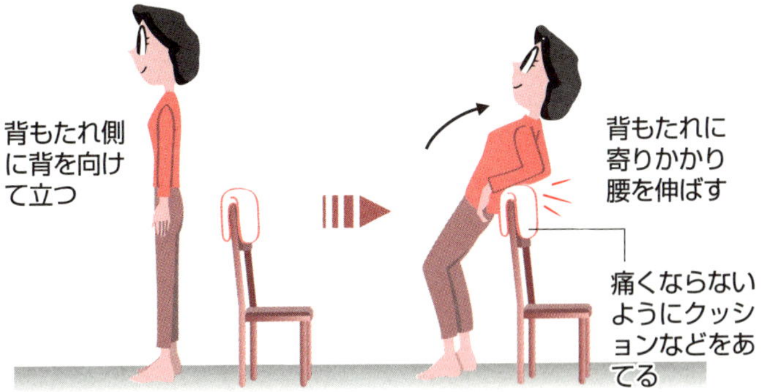
背もたれ側
に背を向け
て立つ
背もたれに
寄りかかり
腰を伸ばす
痛くならない
ようにクッシ
ョンなどをあ
てる

4 椅子にお尻を半分だけ乗せて腰かけ、座面に乗っていないほうの脚が上になるように脚を組みます。その姿勢で上に乗った脚を内側（椅子の背側）に寄せるようにすると、脚がほどよくねじれて痛みが緩和されます。椅子が倒《たお》れないように注意して行いましょう。

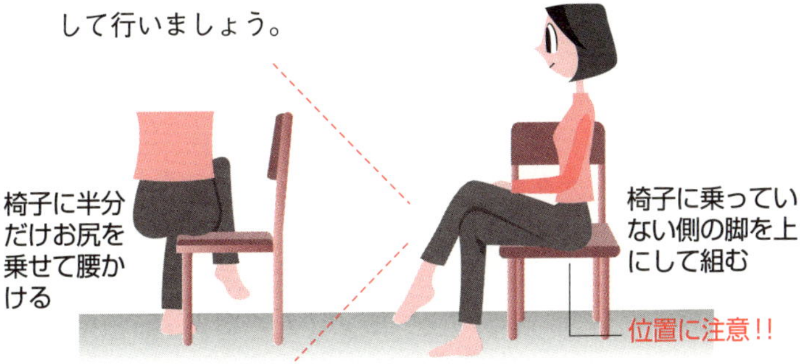
椅子に半分
だけお尻を
乗せて腰か
ける
椅子に乗ってい
ない側の脚を上
にして組む
位置に注意!!

自分で行うひざのマッサージ

ひざへのマッサージは自分で行えるため、腰に比べるとより手軽に取り組むことができます。ひざは、脚の太もも部分とふくらはぎ部分のどちらにも通じているため、脚全体の筋肉の影響を受けやすい場所です。ひざ痛がある場合、まずはどの部分が痛むかを把握《はあく》しておきましょう。それをふまえたうえで、痛みのある部分を中心に、その周辺の筋肉を丹念にマッサージします。ひざの力を抜いて、無理のない姿勢で行うのがコツです。

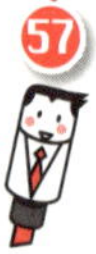

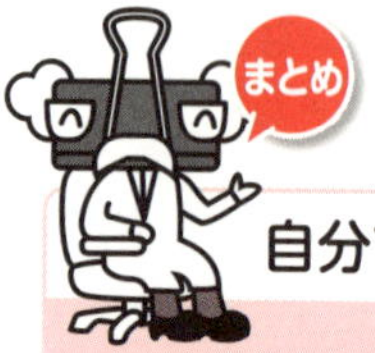

自分でできる、腰・ひざケアのポイント

- ■冷えると筋肉が緊張して血流が悪化、腰痛やひざ痛が激化することがあるので、できるだけ腰やひざを冷やさないように注意する
- ■夏場に冷房のきいた室内に長時間いるとからだが冷えてしまうので、ひざかけやソックスで冷えに備える
- ■ 40 ～ 42 度のお湯に 10 分ほどつかる、15 ～ 20 度の冷水シャワーを患部にあてるを交互に数回行う「温冷交代浴」は、血行を促して筋肉をほぐし、痛みを軽減
- ■腰痛やひざ痛の慢性期には、マッサージを行って血行を促進したり、緊張した筋肉をほぐすとよい

図57 リンク ひざのマッサージ

1 ひざの裏側をマッサージする

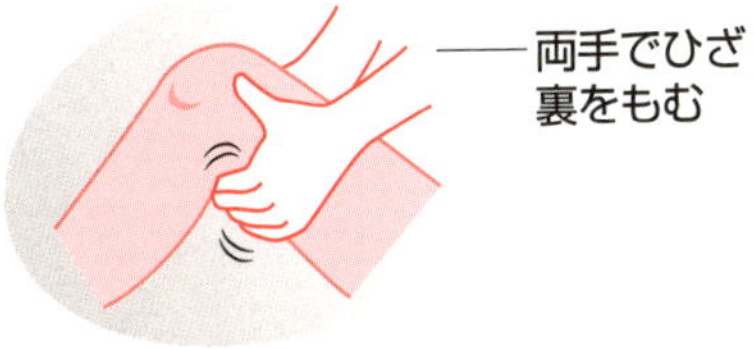
両手でひざ
裏をもむ

ひざ痛がある場合、ひざそのものよりも、その裏側にある筋肉がこり固まっていることが多いので、両手でよくもみほぐす。ただし、ひざ裏はデリケートな場所なので、強くもみ過ぎないように注意

2 ふくらはぎをマッサージする

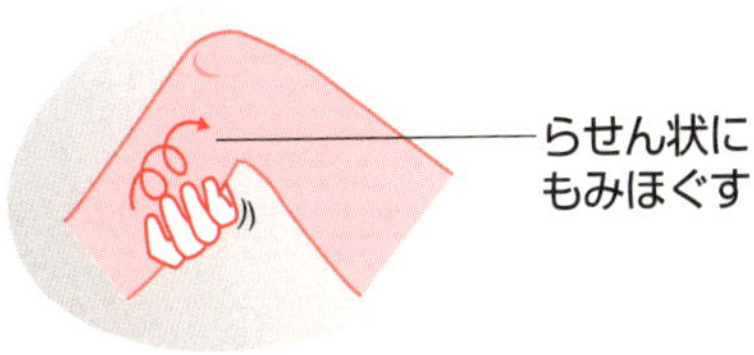
らせん状に
もみほぐす

親指と4本の指でふくらはぎをはさむようにして、下から上へらせんを描くようにもんでいく。このとき、筋肉だけでなく骨も意識して行う

3 太ももをマッサージする

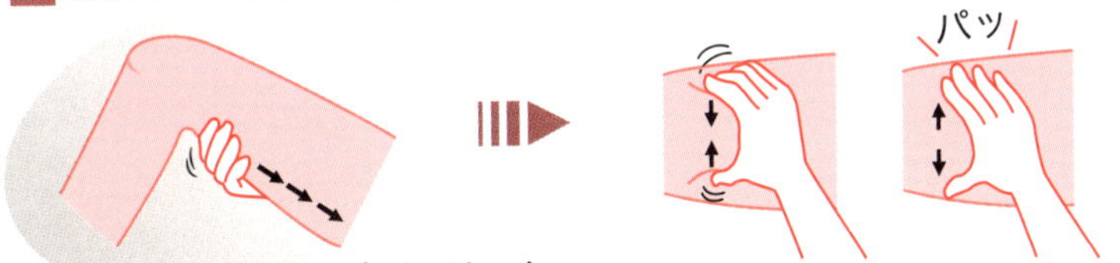
パッ

ひざから脚のつけ根に向けてゆっくりさする(なでるよりも若干強めで)

左右の手で"つかんでは離す"をくり返す

4 ひざのお皿をマッサージする

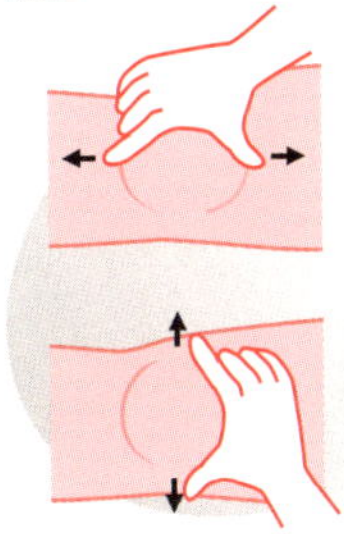

親指と人差し指でひざのお皿をつまみ、上下左右に軽くゆさぶる

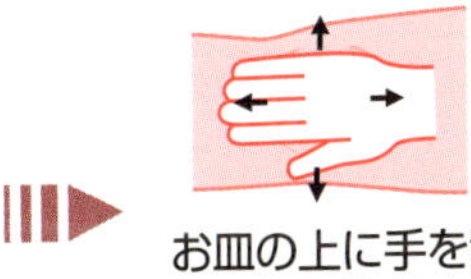

お皿の上に手を置き、包み込むようにして上下左右の各方向へゆっくりと動かす

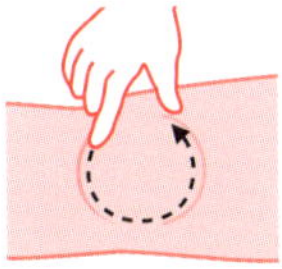

最後に、お皿の周囲を指で押して痛み具合などを確認

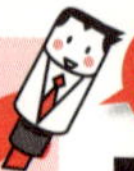

運動

5 痛みがおさまったら運動しよう

腰やひざを支える筋力が低下すると、腰痛やひざ痛がおきやすくなります。腰痛やひざ痛の改善・予防には、適度な運動を習慣づけることも大切です。

筋肉を強化し、全身の機能を高めて痛みが出にくいからだへ

腰痛またはひざ痛が出始めた頃《ころ》あるいは強い痛みがあるときは、運動は控え安静を保つことが大切ですが、腰やひざの痛みがいくらかおさまってきたら、少しずつ運動を始めてみましょう。

腰やひざが心配だからといって運動をしないでいると、全身の機能が衰えたり、何より腰やひざを支える筋肉がやせてしまいます。

筋肉は骨や関節などを支えたり、衝撃から守るプロテクターとして働いています。その筋肉がやせて筋力が低下すると、腰やひざへの負担が増大してしまいます。

そのため、腰痛やひざ痛の治療《ちりょう》においても、また腰痛やひざ痛と無縁《むえん》の人生を送るうえでも、適度な運動は必要不可欠なものなのです。

まずはストレッチ・筋トレにトライ！

58

ひと言で「運動」といっても、運動にはいろいろな種類があります。腰痛またはひざ痛対策としておすすめしたいのは、筋肉の緊張をほぐしたり、関節の動きをよくする「ストレッチ」、腰やひざを支える筋肉を鍛《きた》える「筋トレ」です。

図58 リンク　ひざ痛・腰痛を改善・予防する運動1.

太ももの前の筋肉を鍛える筋トレ

椅子に座り、片方の脚を水平に伸ばし、その状態を5～10秒キープし、元の状態に戻《もど》す

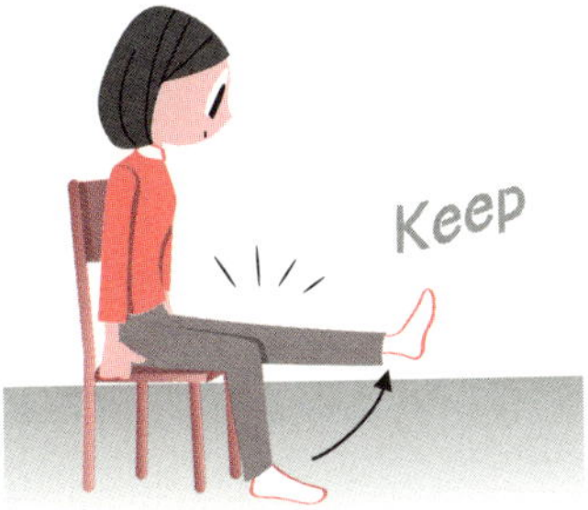

反対側も同様

※5～10分間程度くり返す

太ももの後ろの筋肉を鍛える筋トレ

1

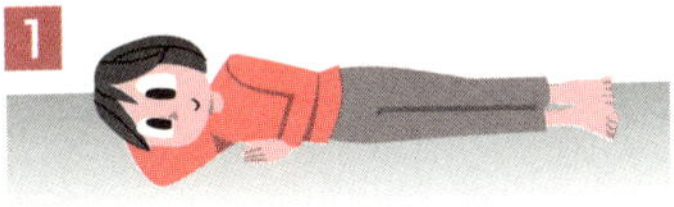

横向きに寝る

2

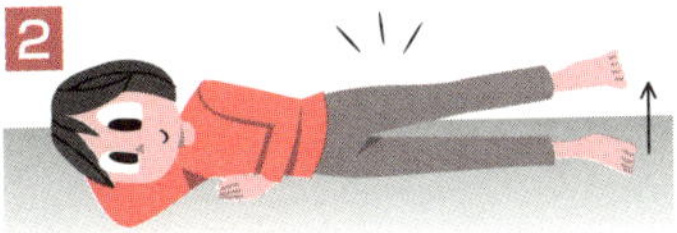

上方の脚を伸ばしたまま、股を開く要領でゆっくり上げて5秒間静止し、元の状態に戻す（反対側も同様）

※1～2を5～10分間程度くり返す

図59 リンク ひざ痛・腰痛を改善・予防する運動 2.

ひざのストレッチ1

1 ひざを伸ばして座る

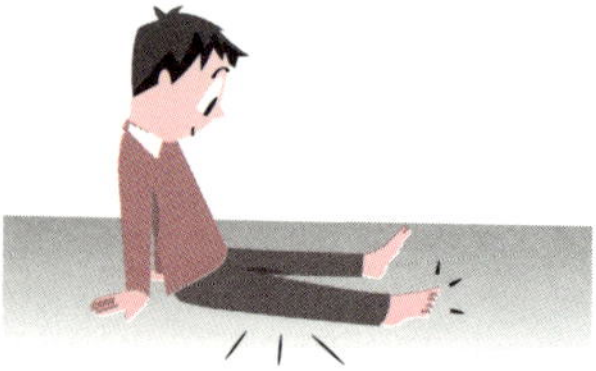

2 ひざに力を入れ、片方の足のつま先を伸ばして5秒間静止（反対側も同様）

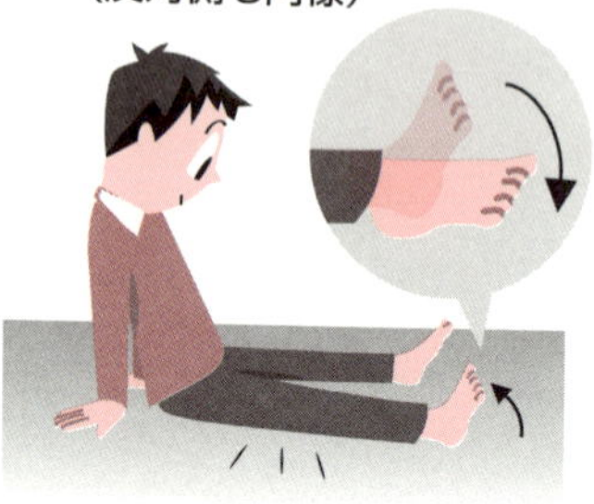

▼

ひざに力を入れ、つま先を立てて5秒間静止（反対側も同様）

※**1**～**2**を1回

ひざのストレッチ2

1 片方の足のかかとの下にタオルなどを置く

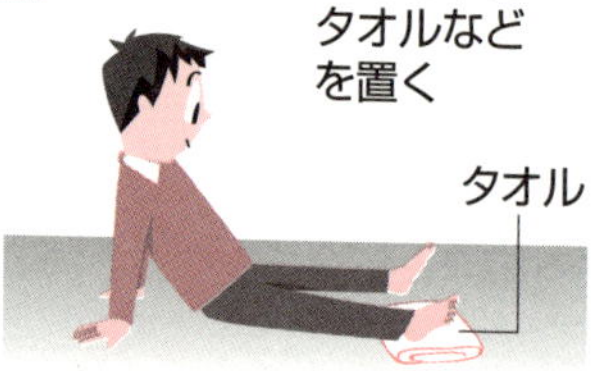

2 かかとをゆっくりとお尻のほうへ引き寄せ、できるだけひざを曲げる

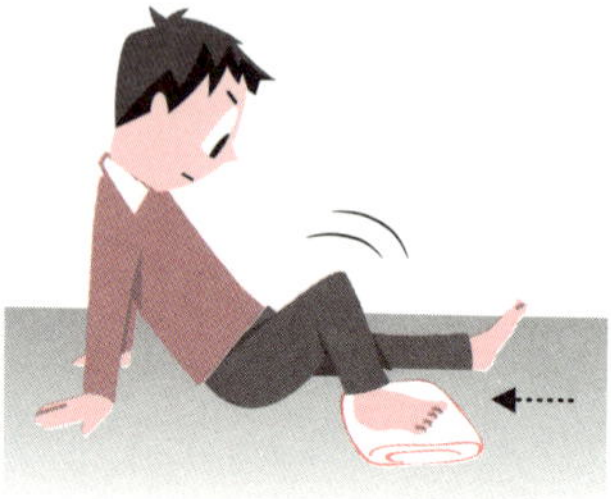

▼

ゆっくりと**1**の状態に戻してひざを伸ばす（反対側も同様）

※**1**～**2**を1回

ひざ、腰まわりの筋肉ストレッチは痛みを和らげ、予防にもつながります

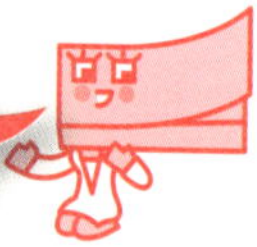

腰のストレッチ

※1～5を1回

1

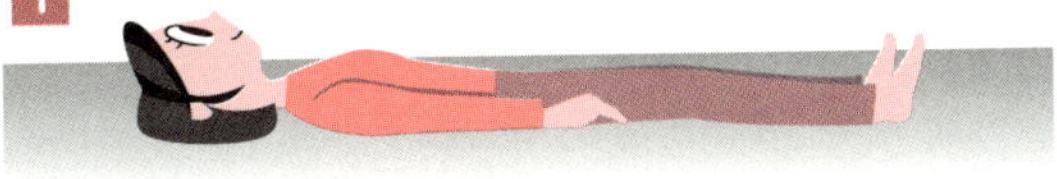

あお向けになる

2

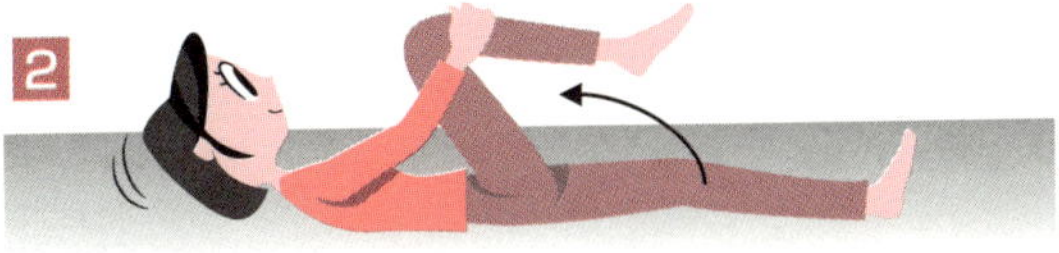

片側の脚を伸ばしたまま、もう片方の脚のひざを両手で抱え、ゆっくりと胸のほうへ引き寄せ、10秒間静止

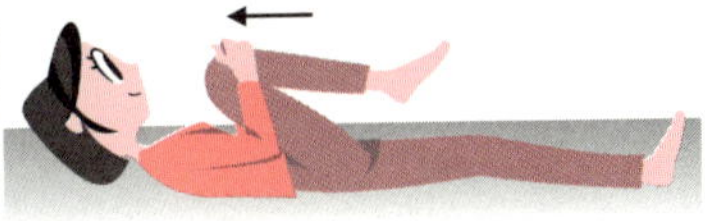

3　反対側の足も2と同様に行う

4

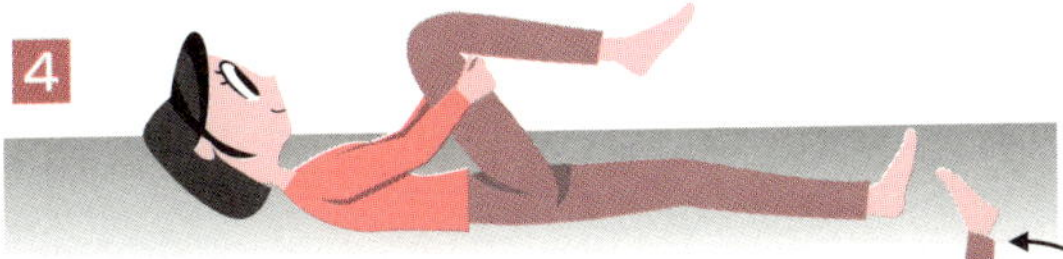

片側のひざを立てた状態からひざを伸ばしながら脚を上げて10秒間静止し、ゆっくり下ろす

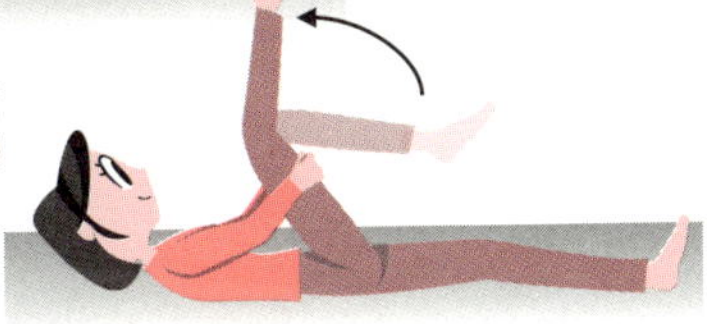

5　反対側の脚も4と同様に行う

現在、治療を受けている方は
事前に主治医との相談のうえ行ってください

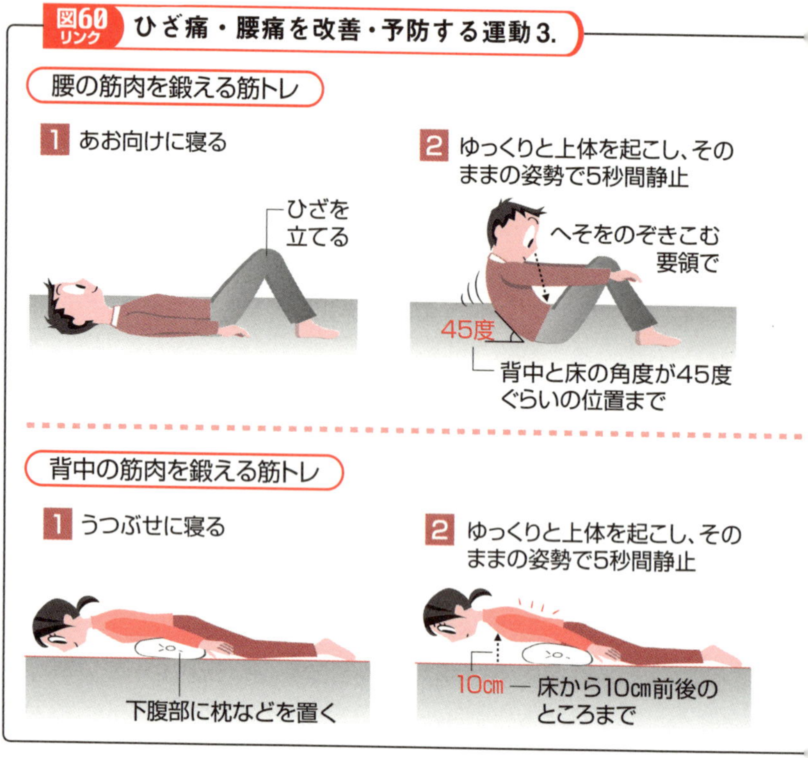

図60 リンク
ひざ痛・腰痛を改善・予防する運動3.
腰の筋肉を鍛える筋トレ
1 あお向けに寝る
ひざを立てる
2 ゆっくりと上体を起こし、そのままの姿勢で5秒間静止
へそをのぞきこむ要領で
45度
背中と床の角度が45度ぐらいの位置まで
背中の筋肉を鍛える筋トレ
1 うつぶせに寝る
下腹部に枕などを置く
2 ゆっくりと上体を起こし、そのままの姿勢で5秒間静止
10cm
床から10cm前後のところまで

有酸素運動にもチャレンジしてみよう

前項で紹介したストレッチや筋トレに慣れてきたら、「有酸素運動」にもチャレンジしてみましょう。

有酸素運動とは、体内に酸素をとり込みながら持続的に行う全身運動のことをいいます。心肺機能を高めて全身の

3 ゆっくりと上体を元の位置に戻す

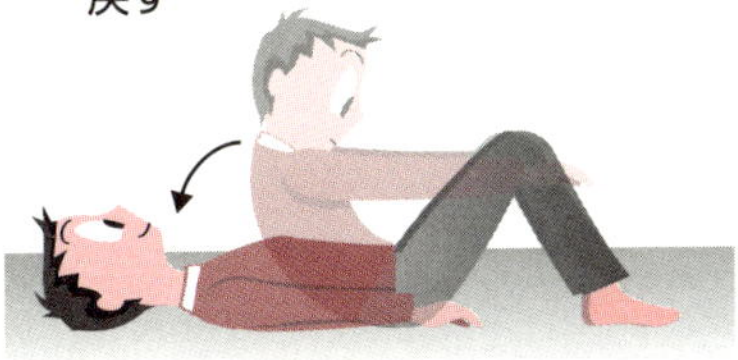

※1～3を15分間程度くり返す

3 ゆっくりと元の状態に戻す

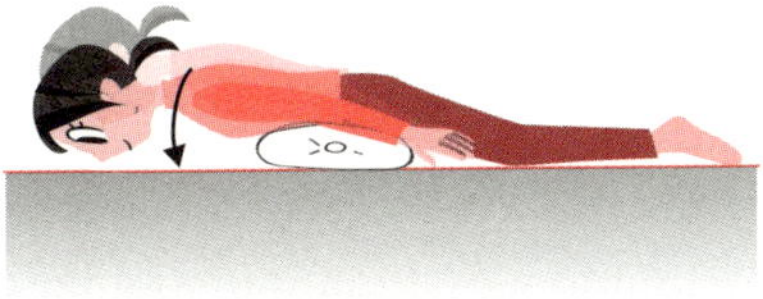

※1～3を5～10分間程度くり返す

持久力を向上させたり、肥満の予防・改善にも役立ちます。

有酸素運動には、ジョギング、水泳などいろいろな運動がありますが、なかでもおすすめなのはウォーキングです。

ウォーキングは特別な道具や施《し》設《せつ》を必要とせず、気軽に行えます。また、ジョギングなどほかの有酸素運動と比べて、からだにかかる負荷がマイルドなため、運動初心者の方でも取り組みやすいのが特《とく》徴《ちょう》です。

もちろん、歩くことによって足腰の筋肉もほどよく刺激され、筋力低下防止にも役立ちます。

運動の基本となる「ウォーキング」の効果と注意点

ウォーキングは比較的マイルドな運動とはいえ、やり方によっては思わぬケガや症状の悪化につながることもあります。安全にウォーキングを楽しむには、ストレッチなどでウォーミングアップを行うとともに、腰やひざに負担をかけないために、正しい姿勢で歩くよう心がけましょう。

肥満の改善や生活習慣病予防のためには、1日合計30分以上ウォーキングするとよいといわれています。最初は、近所をのんびり散歩するぐらいでかまいません。からだが

ウォーキングは自分のからだと相談して……

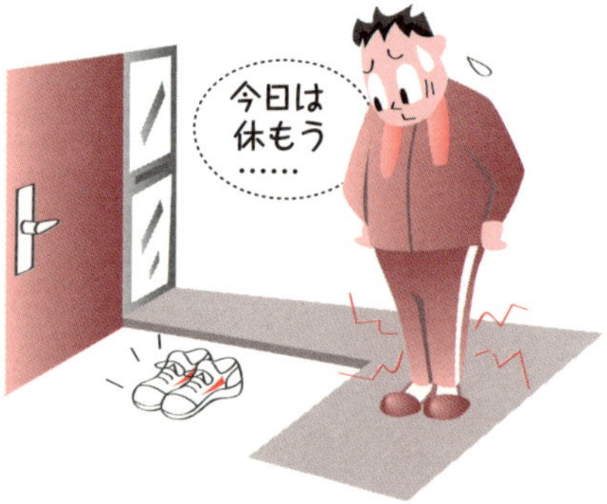

慣れてきたら、少しずつ歩くペースを上げ、歩行距離《きょり》を延ばしていきます。

その際の注意点としては、腰やひざへの衝撃を少なくするため、アスファルトよりも土の道を選び、なるべく高低差のない場所を歩きます。クッション性の高いウォーキングシューズをはくこともおすすめします。

そして、自分のからだの声を聞きながら無理のない範囲で行い、少しずつ歩行時間を増やしていきます。頭痛やめまい、発熱、あるいは腰やひざの調子が悪いと感じたなど、体調がすぐれないときはウォーキングを休みましょう。また、腰痛やひざ痛がだいぶよくなったからといって油断は禁物です。ウォーキングを行うにあたっては、必ず事前に主治医と相談してください。

腰やひざの負担が少ない水中ウォーキング

ウォーキングは比較的マイルドな運動ですが、歩く際にはどうしても腰やひざに衝撃が加わってしまいます。そこで、ご紹介したいのが、**通常のウォーキングと比べて腰やひざにかかる衝撃が少ない「水中ウォーキング」です。**

水中ウォーキングとは、プールの中を歩くことです。水中では浮力が働くため腰やひざへの負担は少なく、腰

痛持ちの方やひざ痛持ちの方も安全にウォーキングを行えます。

また、水の抵抗はからだに適度な負荷をかけて筋肉を刺激し、筋力の維持・向上に役立ちます。さらに水中では、からだのあらゆる方向から水圧を受けます。水圧による適度なマッサージ効果で腰や脚の血流が促《うなが》され、疲労回復を促進する効果も期待できます。

図61 リンク 水中ウォーキングの基本

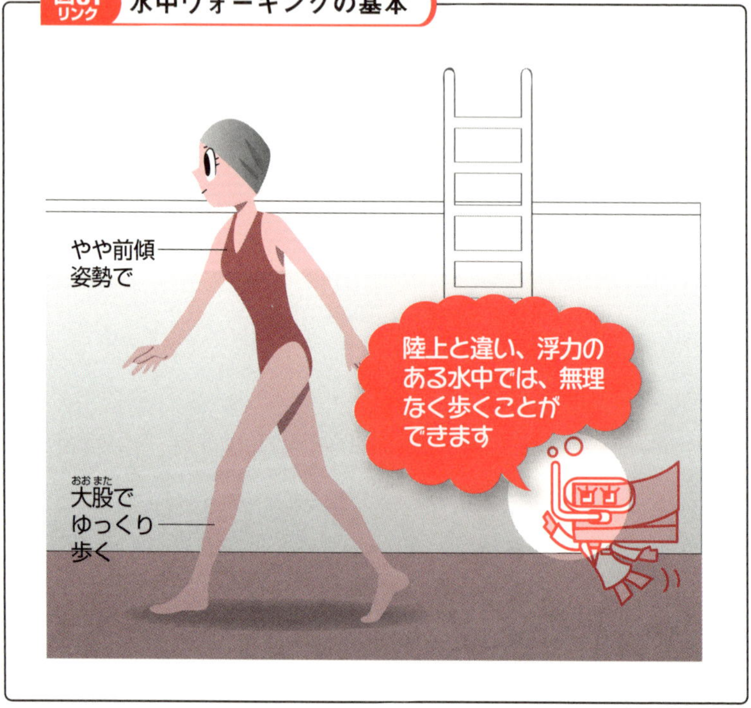
やや前傾
姿勢で
大股《おおまた》で
ゆっくり
歩く
陸上と違い、浮力のある水中では、無理なく歩くことができますウォーキングと水中ウォーキング、それぞれ異なる特徴・メリットがあります。自分のライフスタイルやからだの状態を考慮《こうりょ》して自分に合ったものを選ぶこと、そして、楽しみながら行うことが大切です。

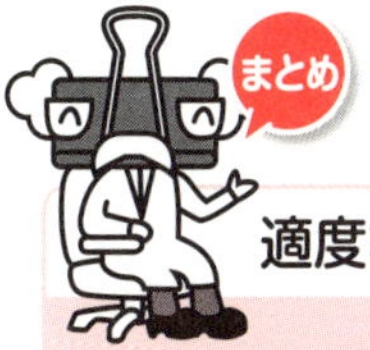

適度な運動で腰痛・ひざ痛をコントロールする

■患部に強い痛みがある、あるいは腫《は》れて熱をもっている場合は安静が必要であるが、ある程度おさまったら腰やひざを支える筋肉を鍛えることで痛みをコントロールしていくことが大切

■ウォーキングなどの有酸素運動は、からだへの負荷はマイルドありながら全身の持久力向上、肥満予防・改善などの効用がある

■ウォーキングを安全に楽しむには、ウォーミングアップが必須。慣れてきたら少しずつ速度を上げ、歩行距離を延ばしていく

■水中ウォーキングは、通常のウォーキングよりも腰やひざの負担が少ないので、運動をあきらめている人も検討の余地あり

さらにくわしく知るための
ドクターズ アドバイス 6

痛みをうまく手なづけながら積極的にからだを動かし、人生を楽しもう

東京都済生会中央病院
整形外科部長 **柳本 繁**

“腰痛・ひざ痛から寝たきり”になるのを防ごう

腰痛持ちの方やひざ痛持ちの方は痛みがあるため、からだを動かす機会が少なくなる傾向がみられます。そのことは、腰やひざを支える筋肉を衰えさせて腰痛やひざ痛をコントロールしていくことを困難にするだけではありません。

「サルコペニア」という状態を招く可能性も大いにあるのです。サルコペニアとは、筋肉の量と筋力が低下した状態をいいます。

概《がい》して筋肉量は30歳頃がピークで、その後は加齢とともに低下していきますが、さらに①安静、床にふせっている、無重力、②筋肉などを作るたんぱく質の摂取《せっしゅ》不足など、栄養不良ないしは飢《き》餓《が》、③さまざまな病気やケガ——といった要因が加わると筋肉量・筋力の低下が進行し、自立した生活をいとなむのが困難になり、果ては寝たきりとなってしまうのです。

「腰が痛いから」「ひざが痛いから」といって、あまり安静にしすぎるとサルコペニアを招き、要介護状態や寝たきりにつながりかねません。

先に加齢にともなって筋肉量は減ると述べましたが、高齢《こうれい》期《き》に

なっても筋肉を鍛えることで筋肉量の低下を防ぐことは可能です。

サルコペニアから要介護・寝たきりになるのを防ぐためにも、痛みがおさまったら積極的にからだを動かすことが大切だ——との認識をもち、筋トレなどの運動に取り組んでください。

気分転換をはかり、精神的ストレスをコントロールしよう

腰痛やひざ痛のある方に、もう1つ知っておいていただきたいことがあります。それは、精神的なストレスと痛みの関係についてです。

ご存知のとおり、病的な変化がおきたことが原因で痛みが生じるわけですが、精神的なストレスがある患者さんほど痛みを強く感じる傾向がみられます。したがって、腰痛やひざ痛を改善するには、精神的なストレスをコントロールすることも重要な要素といえます。

人間関係や仕事上の問題、家庭の問題等々、ストレス要因はさまざまです。からだに痛い部分があると気持ちも鋭敏《えいびん》になり、腰やひざのわずかな不調も、ひどくつらいことのように感じてしまうことがあります。

そうしたストレス要因を抱《かか》えながら、心楽しく過ごすことは簡単なことではないかもしれません。しかし、親しい友人や信頼できる知人などに自分の悩《なや》みを相談することで、気持ちがラクになることがあります。

また、痛みがあるからといって自宅に引きこもらず、趣味のサークルや地域の活動に参加するなどして気分転換を図っていくことも、ストレスをコントロールしていくうえで非常に大切です。

ただし、不安や憂《ゆう》うつ感が強まったり、なかなか寝つけないなどの問題がある場合は、専門のケアが必要です。そのような場合は、主治医にメンタルヘルスの専門家を紹介してもらいましょう。

焦《あせ》らず、くさらず、あきらめず治療などに積極的に取り組もう

中高年に多い腰やひざの痛みは加齢性変化によっておこることが多く、現在の治療では若い頃と同じ状態に戻すのは困難です。しかし、だからといって希望を失う必要はありません。

医療の進歩により、治療の選択肢《せんたくし》は昔と比べて格段に増えていますし、家庭で行うセルフケアで痛みをコントロールすることは可能です。もちろん、主治医や看護師、理学療法士などの医療スタッフも、患者さんのQOL（生活の質）を維持すべく可能な限りサポートしてくれるでしょう。

患者さんにはぜひ前向きに腰痛・ひざ痛と向かい合い、治療やセルフケア等々に、自ら積極的に取り組んでいただきたいと思います。いずれにしましても、腰やひざの痛みとのつきあいは長期戦です。焦らず、くさらず、あきらめず、あの手この手を使って痛みを手なづけていく心がまえが大切です。

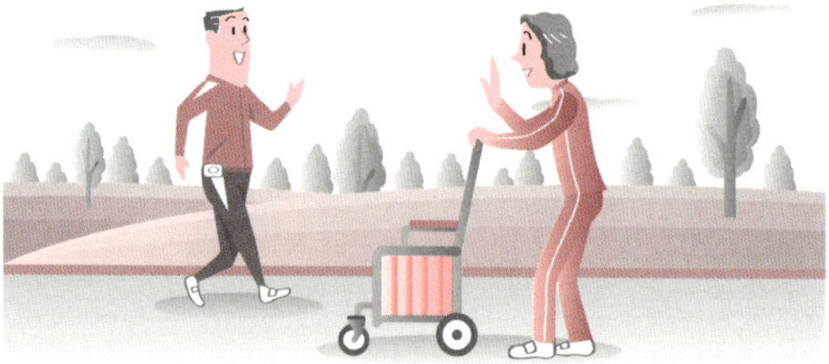

難解用語解説

第2章　腰痛、その原因と対策

子宮筋腫《しきゅうきんしゅ》【75頁】

平滑筋《へいかつきん》で構成された子宮筋およびその周辺にみられる、線維組織からなる良性の腫瘍《しゅよう》。ソフトボールくらいの硬《かた》さで、大きさは顕微鏡《けんびきょう》でなければ確認できないものから、時間をかけて成長し、数10cmになるものまであります。

子宮内膜症《しきゅうないまくしょう》【75頁】

本来なら子宮の内側にしか存在しないはずの子宮内膜が、卵巣・腹膜・子宮と直腸のあいだのくぼみなどに認められ、その場所で増殖や剥離《はくり》をくり返します。子宮の内側で剥離した子宮内膜は、月経血として膣《ちつ》から体外へ流れ出ていきますが、それ以外の場所で剥離したものは体内にとどまるため、生理痛や性交痛、炎症を引き起こすことがあります。

胃潰瘍《いかいよう》【75頁】

胃液中の塩酸やペプシンにより、胃を保護している粘膜《ねんまく》がただれたり、崩《くず》れ落ちたりします。原因としては、急性の強いストレス、ピロリ菌の感染、熱さや辛さといった食べ物の刺激、痛み止めやステロイドなどの薬の服用などがあげられます。多くの場合、上腹部（みぞおち）の痛み、胸やけ、膨満感《ぼうまんかん》といった自覚症状がおこります。

膵炎《すいえん》【75頁】

大量のアルコール摂取《せっしゅ》や生活習慣の悪化、胆石《たんせき》などによっておこる膵臓の炎症。急性膵炎と慢性膵炎に大きく分けられ、急性膵炎は膵液に含まれる消化酵素《こうそ》により、膵臓の組織を自己消化することによりおこります。立っていられないほど強い腹痛が典型的な症状であり、胃の裏側という臓器の位置から、背中や腰に痛みが出る場合もあります。

腎盂炎《じんうえん》【75頁】

腎盂とは、腎臓と尿管の間にある腎臓組織の一部。免疫《めんえき》力の低下や尿《にょう》の量が少ないなどの原因で、尿道から腎臓に細菌《さいきん》（大腸菌）などの微生物が侵入すると、腎盂で炎症がおこることがあります。これを腎盂炎といい、急性症状では高熱・腰痛・悪寒・嘔吐《おうと》などが現れます。

尿路結石《にょうろけっせき》【75頁】

尿は、腎盂・尿管・膀胱《ぼうこう》・尿道を通って体外へ排出《はいしゅつ》されますが、この尿の通り道を「尿路」といいます。尿路結石とは、この尿路のいずれかの場所に結石ができてしまう病気です。結石は尿の中のカルシウム分などが結晶化《けっしょう》したもので、結石が尿の流れを妨げると、激しい痛みに見舞われます。水分のとり方が不十分、尿の量が少ないなどの理由でおこりやすくなります。

心身症【75頁】

何らかの身体的変化があり、その背景に持続的な緊張《きんちょう》やストレスなど、精神的要因が大きくかかわっている疾患のことを指します。言い換えれば、心が無理をした状態であるために、からだにも不調がおこっているのです。過敏性《かびんせい》
腸症候群《ちょうしょうこうぐん》・胃潰瘍など、消化器系がよく影響を受けますが、呼吸器系（気管支喘息《ぜんそく》・心因性呼吸困難など）や循環《じゅんかん》器系（高血圧症・狭心症《きょうしんしょう》など）、ほかにも頭痛や耳鳴りといったさまざまな症状がみられます。

うつ病【75頁】

悲哀《ひあい》感を中心とする抑《よく》うつ状態に見舞われ、仕事や日常生活に支障をきたした状態のこと。憂《ゆう》うつで悲しい気分、関心・興味の減退、意欲・気力の減退、それまで難なくこなしていた仕事ができなくなるといった精神症状のほか、不眠などの睡眠障害や食欲の変化、倦怠感といった身体症状が現れることも多くあります。

骨セメント【88頁】

ポリメチルメタクリレートというアクリル樹脂できた医療用セメント。圧迫骨折などでつぶれた椎体をバルーンで押し広げながら、骨セメントを注入していき、正常な椎体に形成していきます。

開窓術《かいそうじゅつ》【94頁】

神経を圧迫《あっぱく》している部分（骨、靱帯など）を取り除く手術法。削った部分（窓）から神経が見えるため開窓術と呼ぶ。最近では､よりからだへの負担を少なくするために、患部に幅 15mm 程度の筒を挿入し、内視鏡あるいは手術用顕微鏡を用いて神経の圧迫を取る方法も行われています。開窓術により、入院期間の短縮や早期の社会復帰が可能になりましたが、一方で削り取る部分が少なすぎると、坐骨《ざこつ》神経痛などの症状が残ってしまうというリスクもあります。

椎弓切除《ついきゅうせつじょ》術【94頁】

腰部脊柱管の中で神経を圧迫している骨や靱帯《じんたい》の背側にある椎弓と呼ばれる部分を取り除く手術法。開窓術に比べると、椎弓と、必要に応じて椎間関節の一部も含む広い範囲も切除するため、手術後に痛みが再発するリスクは低くなります。一方で、からだへの負担は開窓術に比べると大きくなります。

体幹【103頁】

胸部から腹部・腰部にかけてのからだの中心部を示す総称として、「体幹」といわれています。すなわち、からだの幹となる部分で、トレーニングなどでいわれている体幹筋とは、からだの幹にかかわる筋肉すべてを指します。

頻尿《ひんにょう》【103頁】

排尿の回数の多いことをいいます。一日10回以上、就寝時2回以上が頻尿の目安とされています。成人の膀胱の正常容量は約200 ml～300 mlほど、約150 ml溜まると軽い尿意、250 ml溜まると強い尿意を覚えます。排尿回数は一日に七回ほどが平均で、一日に約1500 mlの尿量を排出しています。頻尿を招く原因として、膀胱や尿道などの下部尿路器官に異常がある場合や、心理的要因で起こる場合があります。原因疾患としては、膀胱炎、尿道炎、膀胱がん、前立腺炎、膀胱および尿管結石などがあげられます。

神経ブロック【106頁】

痛みがある場所の神経の周辺に局所麻酔《ますい》薬を注射することにより、痛みで興奮した神経を一時的にまひさせ、「痛い」という神経情報をブロックする治療法。また、抗炎症薬を注入して患部の炎症を終息させるためにも用います。神経ブロックには、筋肉の緊張をほぐして血流を改善するはたらきもあります。

硬膜外腔《こうまくがいくう》【108頁】

硬膜という強い膜で覆われている脊髄は、背骨からのびる脊柱管という管の中を通っています。脊椎を包んでいる硬膜と脊柱管の間にできた空間を硬膜外腔といいます。

第3章　ひざ痛、その原因と対策

自己免疫《めんえき》疾患【126頁】

免疫システムは本来、外部からの有害な異物の侵入《しんにゅう》に対して生体を守るためのものですが、これが機能不全をおこし、自身の組織を異物と認識してさまざまな炎症をおこすことを自己免疫疾患といいます。自己抗体と呼ばれる自己に対する異常な抗体を作り、特定の組織や細胞を攻撃し、炎症や組織の損傷を招きます。自己を誤認しているため、長期間炎症が継続《けいぞく》します。食物によるじんましんや花粉症などの「アレルギー反応」も、自己免疫疾患1つです。

オスグッド病【126頁】

積極的にスポーツをしている10代前半の男児に多くみら

れ、成長痛・スポーツ障害ともいいます。ひざを伸ばす筋肉（大腿四頭筋《だいたいしとうきん》）は、ひざの骨（膝蓋骨《しつがいこつ》）と、すじ（膝蓋靭帯）を介し、脛骨粗面《けいこつそめん》に付着しています。運動により大腿四頭筋が収縮すると、軟骨部分が多い脛骨粗面にくり返し負担がかかり、骨端軟骨《こったんなんこつ》に隆起《りゅうき》や剥離がおこります。

膝前十字靭《じん》帯損傷【126頁】

スポーツや外傷によりひざを構成する太ももの骨（大腿骨）と脛骨（すねの骨）をつなぎ、ひざを安定させる役目を果たしている膝前十字靭帯が損傷すること。おもな症状は「ひざがグラグラする」「ひざに力が入らない」「ひざを完全に伸ばすことができない」など。

膝蓋靭帯炎【126頁】

膝蓋骨と脛骨をつなぐ膝蓋靭帯が損傷すること。別名「ジャンパーひざ」ともいい、バスケットボールやバレーボール、サッカー、陸上の選手に多くみられます。

側副靭帯【128頁】

ひざ関節には、内側・外側・中央に前後十字の合計４本の靭帯があり、ひざ関節が不安定にならないように制動作用を果たしています。外側についている外側側副靭帯は、ひざ関節の外側の安定性を保つ働きがあります。内側側副靭帯は内側の安定性をそれぞれ保ちます。ともに外傷により断裂すると不安定性を生じます。

外側半月板【128頁】

半月板とは、大腿脛骨筋にある三日月の形をした軟骨の板であり、外側にあるのが外側半月板と呼ばれています。スポーツ時などに損傷を受けやすく、また外側半月板は先天性異常により断裂しやすい形態を持つケースも少なくありません。

内側半月板【128頁】

ひざの内側にある半月板。内側半月板の損傷には、縦断裂や斜断裂のほかに、高齢者に多くみられる変性断裂があります。

関節鏡【141頁】

光ファイバーと小さな高性能カメラで構成された関節用内視鏡。直接、損傷部位まで挿入《そうにゅう》し、患部の観察・修復をはじめ、不要物や損傷組織を摘出除去する手術も可能です。

ヘバーデン結節【146頁】

指の第一関節が変形して曲がり、痛みや腫《は》れが生じるという病気。ヘバーデン博士により報告された疾患のため、この病名がつきました。関節軟骨の老化や摩《ま》耗《もう》によっておこるといわれています。原因ははっきりしていません。患者の多くが 40 歳代以降の女性です。

皮膚障害【151頁】

表皮・真皮・皮下組織の３部で構成されている皮膚は、感染や障害に対する防御作用を備えています。皮下組織はもっとも新陳代謝《しんちんたいしゃ》が早く、約35～45日で新しい皮膚に生まれ変わり、古い組織は剥がれ落ちます。この皮下組織が何らかの理由でダメージを受けると、新しい細胞が生まれにくくなり、かさつきや黒ずみなどの原因になります。外部の刺激から保護する防御機能も弱まり、乾燥性《かんそうせい》皮《ひ》膚《ふ》炎《えん》などの炎症がおこります。この状態を皮膚障害といいます。

T細胞【151頁】

免疫を司るリンパ球の１つ。Bリンパ球による抗体の産生を助けるヘルパーT細胞、異物を認識して直接攻撃するキラーT細胞、Bリンパ球による抗体産生が過剰にならないように抑制するサプレッサーT細胞などの種類があります。

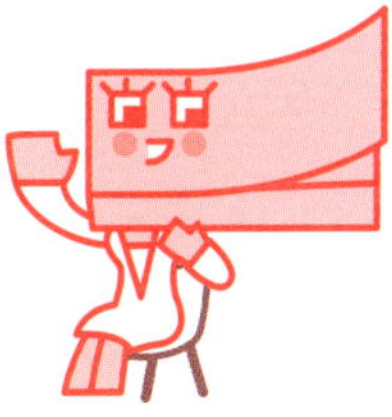

監修者：柳本 繁（やなぎもと・しげる）
東京都済生会中央病院整形外科部長。慶應義塾大学客員准教授
昭和55年慶應義塾大学医学部卒業、慶應義塾大学整形外科学教室入局。
平成5年スイス・チューリッヒ大学整形外科バルグリスト病院留学。平成6年東京都済生会中央病院整形外科医長、平成8年慶應義塾大学整形外科学教室助手、平成11年慶應義塾大学整形外科学教室専任講師を経て、平成21年より現職。
医学博士（慶應義塾大学）。日本整形外科学会専門医。日本整形外科学会認定リウマチ医。日本小児整形外科学会評議員、日本関節病学会評議員、日本股関節学会評議員、日本人工関節学会評議員

専門医が図解するシリーズ　快速まるわかり
腰・ひざの痛みを解消する

平成24年8月22日　第1刷発行

監修者	柳本 繁
発行者	東島俊一
発行所	株式会社 法研
	〒104–8104　東京都中央区銀座1-10-1
	販売 03(3562)7671／編集 03(3562)7674
	http://www.sociohealth.co.jp
印刷・製本	研友社印刷株式会社

SOCIO HEALTH
小社は㈱法研を核に「SOCIO HEALTH GROUP」を構成し、相互のネットワークにより、〝社会保障及び健康に関する情報の社会的価値創造〞を事業領域としています。その一環としての小社の出版事業にご注目ください。

ISBN 978-4-87954-856-6 C0377　定価はカバーに表示してあります。